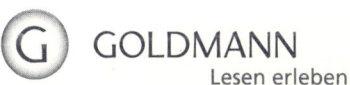
GOLDMANN
Lesen erleben

Buch

Ananas, Kohlsuppe, Apfelessig – was haben wir nicht schon alles ausprobiert und durchlitten! Dabei wissen wir doch eigentlich genau: Die beste Diät ist – keine! Viel effektiver als Verzichten und Kalorienzählen sind bewusste Ernährung, etwas mehr Bewegung und möglichst wenig Stress. Dass dafür nicht gleich das ganze Leben umgekrempelt werden muss, zeigt dieser kleine Helfer. Astrid Schobert liefert 50 einfache Tipps, die ohne Mühe in den Alltag passen. Picken Sie sich einfach diejenigen raus, die gut zu Ihrem Leben passen, und legen Sie los. Das große Plus: Mit dem exemplarischen »Kilo-Killer-Tag« inklusive leckerer Rezepte können Sie direkt starten und den Pfunden beim Schmelzen zusehen!

Autorin

Astrid Schobert ist Diplom-Ökotrophologin und arbeitet nach langjähriger Tätigkeit in der Ernährungsberatung als freie Referentin und Journalistin für Gesundheits- und Ernährungsfragen. Dabei hat sie sich auf die Ursachen, Prävention und Therapie von Übergewicht, Adipositas und Stoffwechselerkrankungen sowie Kinderernährung spezialisiert.

Außerdem im Programm

Die 50 besten Alkohol-Killer
Die 50 besten Blähbauch-Killer
Die 50 besten Erkältungskiller
Die 50 besten Stress-Killer

Astrid Schobert

DIE 50 BESTEN Kilo-KILLER

GOLDMANN

Alle Ratschläge in diesem Buch wurden von der Autorin und vom Verlag sorgfältig
erwogen und geprüft. Eine Garantie kann dennoch nicht übernommen werden.
Eine Haftung der Autorin beziehungsweise des Verlags und seiner Beauftragten
für Personen-, Sach- und Vermögensschäden ist daher ausgeschlossen.

Sollte diese Publikation Links auf Webseiten Dritter enthalten, so übernehmen wir
für deren Inhalte keine Haftung, da wir uns diese nicht zu eigen machen, sondern
lediglich auf deren Stand zum Zeitpunkt der Erstveröffentlichung verweisen.

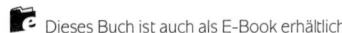 Dieses Buch ist auch als E-Book erhältlich.

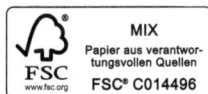

MIX
Papier aus verantwor-
tungsvollen Quellen
FSC® C014496
www.fsc.org

Verlagsgruppe Random House FSC® N001967

1. Auflage
Vollständige Taschenbuchausgabe Mai 2019
Wilhelm Goldmann Verlag, München,
in der Verlagsgruppe Random House GmbH,
Neumarkter Str. 28, 81673 München
Copyright © 2012 der Originalausgabe: Trias Verlag
in der MVS Medizinverlage Stuttgart GmbH & Co. KG,
Oswald-Hesse-Straße 50, 70469 Stuttgart
Umschlag: Uno Werbeagentur, München
Umschlagmotiv: FinePic®, München
Satz: Buch-Werkstatt GmbH, Bad Aibling
Druck und Bindung: GGP Media GmbH, Pößneck
Printed in Germany
ISBN 978-3-442-17804-9
www.goldmann-verlag.de

Besuchen Sie den Goldmann Verlag im Netz

Inhalt

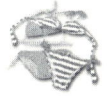

Bye-bye Speckröllchen

Die 50 besten Kilo-Killer

Der ultimative Kilo-Killer-Tag   123

Liebe Leserin, lieber Leser,

Sie möchten gerne ein paar lästige Fettpölsterchen loswerden? Aber irgendwie haben Sie noch nicht den richtigen Weg dafür gefunden? Diäten schmecken Ihnen einfach nicht und so richtig satt werden Sie damit auch nicht? Lassen Sie Ihren Kopf nicht hängen! So wie Ihnen geht es vielen Menschen, die gerne wieder etwas schlanker sein möchten – sie stehen dem Problem ratlos gegenüber. Meistens liegt das auch daran, welchen Weg sie zum Abspecken wählen. So hungern sich viele Menschen durch den Tag, in der Hoffnung, dadurch ihr lästiges Hüftgold zu verlieren. Das Fatale: Irgendwann meldet sich dann ein nagender Heißhunger und der ist einfach stärker als jeder gute Vorsatz – manchmal so stark, dass er gleich im Stehen vor dem Kühlschrank gebändigt wird. Auch einseitige Diätkuren, bei denen Sie tagelang Kohlsuppe löffeln, nur Kartoffelgerichte essen oder Diät-Shakes einsetzen, sind zum Scheitern verurteilt.

Daher die gute Nachricht gleich am Anfang: Wer abnehmen will, muss essen – nur eben das Richtige. Machen Sie endlich Schluss mit den Zeiten von kargen Hungerkuren. Denn Ernährungsexperten sind sich heute einig: Erfolgreiches Abnehmen, das funktioniert nur mit einem vollen Bauch. Erst wenn Ihr Körper das gute Gefühl hat, mit allen Nährstoffen bestens versorgt zu sein, gibt er schließlich seine Fettreserven als Energiequelle frei. Als Folge fangen die Pfunde an zu purzeln. Dazu braucht man keine Pillen oder Diätpülverchen, sondern das funktioniert am besten mit ganz natürlichen Lebensmitteln.

Das Unternehmen Abspecken kann ganz leichtfallen, wenn Sie ein paar kleine Gewohnheiten ablegen und durch neue ersetzen. Ich habe Ihnen in diesem Ratgeber viele kleine Tipps und Tricks zusammengestellt, damit Sie Ihre ungeliebten Pölsterchen so ganz nebenbei verlieren. Schon mit kleinen Schritten können Sie hier ganz viel erreichen. Lassen Sie sich überraschen, wie einfach es sein kann, schlank und fit zu werden. Ich wünsche Ihnen viel Erfolg und Spaß auf Ihrem Weg zum Wunschgewicht – und vor allem guten Appetit!

Ihre Astrid Schobert

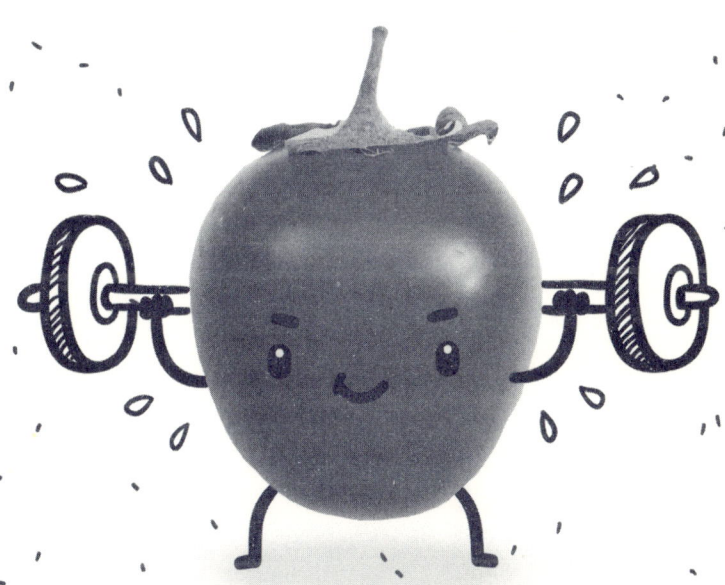

Bye-bye
Speckröllchen

Wann muss der Speck wirklich weg?

In Deutschland tobt der Schlankheitswahn. Magermodels und extrem schlanke Schauspielerinnen sind die Vorbilder vieler junger Damen – je dürrer, desto schöner, lautet die Devise. Abnehmen und das ständige »Diäten« haben sich zu einem Trend entwickelt.

Viele Menschen resignieren aber auch vor diesem Schönheitsideal und stehen wieder zu ihrer Figur. Schließlich waren wohlgeformte Rundungen in früheren Zeiten auch ein Zeichen von Wohlstand.

Doch wie viel jeder wiegt, ist nicht nur eine Sache des Geschmacks und des guten Aussehens. Denn je mehr überflüssige Fettpölsterchen Sie mit sich herumtragen, desto größer ist auch die Gefahr, dass Sie diese lästigen Pölsterchen auch tatsächlich krank machen. Zu viel Speck auf den Rippen ist nicht nur lästig, sondern gilt auch als Risikofaktor für die Entstehung von Arteriosklerose, Diabetes mellitus, Gicht, Fettstoffwechselstörungen und Bluthochdruck. Aber auch Gelenkbeschwerden, Rückenprobleme und sogar seelische Leiden sind nicht selten die Folge von zu vielen Pfunden auf den Hüften. Erfahren Sie hier, wann es sich für Sie und Ihre Gesundheit wirklich lohnt, Ihren Fettpölsterchen den Kampf anzusagen.

Warum der Apfel das Problem ist

Nicht nur die Menge überflüssiger Pfunde ist ausschlaggebend für Ihre Gesundheit. Gerade das Risiko von Herz-Kreislauf-Erkrankungen hängt auch ganz eng mit der Körperfettverteilung zusammen. Stellen Sie sich doch mal im Adamskostüm vor den Spiegel und vergleichen Sie Ihre Silhouette mit den Grafiken auf dieser Seite. Erkennen Sie sich in einer davon wieder?

Sind Sie nun der Apfeltyp oder doch eher eine Birne? Zeigen sich Ihre Pölsterchen wie ein Schwimmring auf den Hüften, sind Sie wohl ein »Apfel«. Viele Männer gehören zu diesem Typ mit eher dünnen Beinen und einem Kugelbauch. Und hier zunächst die gute Nachricht: Bauchfett werden Sie schneller los als Fettpolster an Beinen und Po. Die schlechte Nachricht lautet aber, dass Bauchfett gefährlicher ist als Speck an anderen Körperstellen, denn es fördert das Risiko von Herz-Kreislauf-Erkrankungen.

Beim Birnentyp steckt das Fett an (zumeist weiblichen) Pos und Oberschenkeln. Es ist so alt wie die Menschheit und als Notspeicher für Schwangerschaften und schlechte Zeiten programmiert. Die halbwegs tröstliche Nachricht: Ungesund sind normale weibliche Rundungen nicht. Nur eben ausgesprochen hartnäckig. Wenn Sie sich von die-

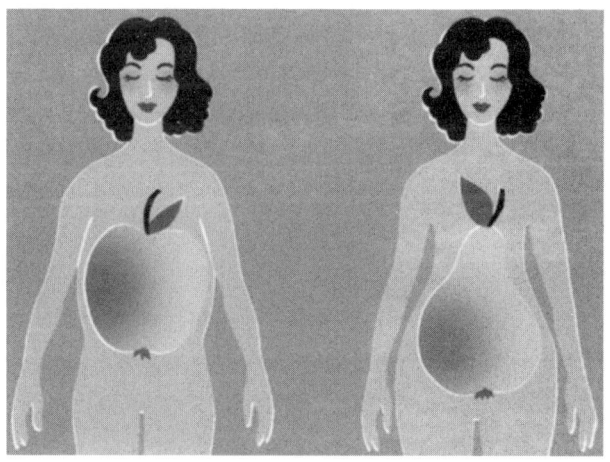

Der Apfeltyp ist männlich – Frauen neigen zur Birne

sen Pölsterchen befreien möchten, brauchen Sie daher etwas mehr Geduld. Eine gute Waffe gegen den Speck an Hüften und Po ist Ausdauertraining wie Walking, Radfahren oder Treppensteigen.

Packen Sie das Maßband aus

Greifen Sie doch mal zum guten alten Maßband. Ihr Bauchumfang gibt Ihnen gleich Auskunft, ob Ihr Speck nur lästig ist oder vielleicht doch Ihre Gesundheit bedroht. Messen Sie dazu Ihren Bauchumfang im Stehen zwischen dem unteren Rippenbogen und der Oberkante des Beckenkamms.

Für Frauen gilt: Bauchumfang über 80 cm: mäßig erhöhtes Risiko. Bauchumfang über 88 cm: deutlich erhöhtes Risiko.

Für Männer gilt: Bauchumfang über 94 cm: mäßig erhöhtes Risiko. Bauchumfang über 102 cm: deutlich erhöhtes Risiko.

Ihr Körper kann nicht aus seiner Haut

Immer mehr Deutsche sind zu dick und werden sogar immer dicker. Auch Kinder kämpfen inzwischen schon mit starken Gewichtsproblemen. Wo so viele Menschen unter dem gleichen Problem leiden, stellt sich natürlich die Frage nach den Ursachen!

Das Verhalten unseres Körpers, überflüssige Energie aus der Nahrung zu speichern und gut zu bewachen, hat sich im Laufe unserer Entwicklungsgeschichte als Überlebensstrategie bestens bewährt. Immer wieder mussten unsere Vorfahren magere Zeiten überstehen und von den eigenen Reserven leben. Auch heute ist dieses Verhalten noch ganz fest in unseren Genen verankert. Inzwischen hat sich aber in unserer Lebensweise einfach viel verändert, denn wir bewegen uns bei Weitem nicht mehr so viel wie frühere Generationen.

Hier treffen zwei Faktoren zusammen, die Ihren Körper einfach überfordern und die Fettpölsterchen geradezu mästen: Ein Überfluss an hoch verarbeiteten Lebensmitteln, die reichlich Energie liefern, und gleichzeitig ein Bewegungsmangel, der Ihrem Organismus gar keine Chance gibt, diese Energie auch zu verbrennen. Und alles, was Ihr Körper nicht verbrennt, wandert als Speck auf Ihre Hüften.

Bewegungsmangel fördert aber auch die Entstehung vieler Krankheiten wie Diabetes mellitus, Herzinfarkt oder Schlaganfall. Schon durch zwei Stunden körperliche Bewegung pro Woche senken Sie Ihr Gesundheitsrisiko.

Blitzdiäten: zum Scheitern verurteilt

Viele Blitzdiäten und Crash-Kuren werben mit großen Versprechen: »Fünf Kilo in drei Tagen« oder »zehn Kilo pro Monat« sind keine Seltenheit. Dabei sind diese Hungerkuren nicht nur sinnlos, sondern auch noch purer Stress für Ihren Körper. Der hohe Gewichtsverlust am Anfang von Blitzdiäten weckt natürlich Ihre Hoffnung auf einen schnellen Erfolg. Tatsächlich beruht diese Gewichtsabnahme aber darauf, dass Ihr Körper vermehrt Wasser ausschwemmt. Daher finden Sie bei diesen Kuren auch oft den Tipp, an Kochsalz zu sparen, damit Sie zusätzlich Wasser verlieren. Das bringt zwar Bewegung in den Zeiger Ihrer Waage, beeindruckt Ihre Fettpölsterchen aber nicht.

Glauben Sie diesen Versprechen also nicht, denn selbst bei einer radikalen Nulldiät benötigt Ihr Körper drei bis vier Tage, um ein Kilogramm Körperfett einzuschmelzen. Viele dieser Kuren sind einseitig und schwören auf bestimmte Lebensmittel: Ananaskuren, Kartoffeldiäten oder Reistage sind nur einige Beispiele. Essen Sie über einen längeren Zeitraum aber immer nur bestimmte Lebensmittel, führt das zu einer Unterversorgung an bestimmten Nährstoffen. Die typische Folge: Heißhungerattacken.

Überlegen Sie mal, wie es für Sie wäre, wenn Sie über Tage nur noch Ihr Lieblingsgericht essen dürften. Wahrscheinlich wird es Ihnen spätestens am dritten Tag zum Albtraum. Wie soll das dann erst mit Kohlsuppe und Diätdrinks funktionieren?

Kilo-Killer-Fakten

- Etwa ein Kilo Speck können Sie pro Woche verlieren. Andere Versprechen schaden nur Ihrem Körper und Ihrer Seele.
- Nur wenn Sie beim Abspecken wirklich satt werden, tritt Ihr Erfolg auch tatsächlich ein.
- Wenn Sie mit Diäten scheitern, liegt es nicht an Ihnen, sondern an der Diät.
- Einseitige Kostformen entsprechen nicht den Bedürfnissen Ihres Körpers. Er wird sich mit Recht dagegen wehren!

So trickst Ihr Körper radikale Hungerkuren aus

Jeder plötzliche Energiemangel löst eine Art Panik in Ihrem Stoffwechsel aus. Schließlich sind Ihre Fettpölsterchen wohlbehütete Energiereserven, die das Überleben in »mageren Zeiten« sichern. In diesen Notzeiten zieht Ihr Körper dann alle Register, um mit weniger Energie auszukommen: Wie bei einem modernen Motor kann er seine Leistung extrem stark drosseln. Als Folge verbrauchen Sie einfach weniger Kalorien, und das auf Dauer. Der sogenannte Grundumsatz sinkt in dieser Zeit förmlich in den

Keller. Der Grundumsatz steht für die Energiemenge, die wir ohne Bewegung für die ganz normalen Körperfunktionen (z. B. Atmung, Herzschlag, Körpertemperatur) benötigen. Jeder radikale Angriff auf Ihre Fettreserven führt also zu der höchst unbefriedigenden Situation, dass Sie nach einer solchen Blitzkur mit deutlich weniger Energie auskommen als vorher. Der gedrosselte Energieverbrauch begleitet Sie dann über Wochen oder Monate.

Der große Schock: Diäten machen dick

Diese missliche Situation lässt sich noch steigern, indem Sie immer wieder auf die neueste Crash-Diät setzen, um abzuspecken. Mit jeder dieser Diäten wird Ihr Stoffwechsel träger, und die überflüssigen Pfunde sitzen immer hartnäckiger auf Ihren Hüften. Das empfindliche Kontrollsystem in Ihrem Körper bemerkt aber auch sofort, wenn die »mageren Zeiten« vorbei sind und der Nachschub nach einer Diät wieder anrollt. Sein Schlachtplan lautet dann: Die geplünderten Fettreserven so schnell wie möglich wieder aufzufüllen oder besser noch zusätzliche Reserven anzulegen, denn dass die nächste »Hungerzeit« kommt, hat er ja inzwischen gelernt.

Mit jeder neuen Blitzdiät wird Ihr Körper noch wachsamer und beobachtet seine Fettreserven mit Argusaugen. Durch diesen sogenannten Jojo-Effekt schaukelt sich das Gewicht von Diät zu Diät immer weiter hoch und führt schließlich zu einem echten Diätfrust: Man ist eigentlich ständig »auf Diät«, rechnet bei jedem Happen gleich die Kalorien aus und wird die Fettröllchen trotzdem nicht los. Ihr Körper schlägt Ihnen hier ein richtiges Schnippchen und kommt einfach mit immer weniger Essen über die Runden. Bereits das strenge Diäthalten über drei bis vier Wochen kann Ihren Grundumsatz für rund 12 Monate aus dem Gleichgewicht bringen. Besonders Frauen haben durch viele einseitige Diäten ihren Energieverbrauch oft erschreckend heruntergefahren. Statt bei rund 2000 Kilokalorien liegt er dann oft unter 1000 Kilokalorien pro Tag. Zwei belegte Brötchen zum Frühstück decken dann schon fast den Tagesbedarf.

Was eine gute Diät leistet

Egal welchen Weg Sie einschlagen: Ihr Körper muss 7000 Kilokalorien einsparen oder durch Bewegung zusätzlich verbrennen, um ein Kilo körpereigenes Fett zu verlieren. An dieser Tatsache führt einfach kein Weg vorbei! Je drastischer Ihre Abnehmkur ist, desto höher sind auch die Gefahren für Ihre Gesundheit: Gallensteine, Nierenprobleme oder Darmträgheit sind nur einige Beispiele. Glauben Sie großen Diätversprechen nicht! Die einzige Abnahme verspüren Sie hier oft nur in Ihrem Geldbeutel. Den Überblick zu bewahren, was eine gute Diät ausmacht, ist also gar nicht so einfach. Daher hier einige Faustregeln, die es Ihnen leichter machen, angepriesene Diäten zu beurteilen:

7 goldene Regeln für eine gute Diät

Eine gute Diät …

- ist abwechslungsreich, macht satt und schmeckt;
- kommt mit natürlichen Lebensmitteln aus;
- kennt keine strengen Verbote;

- berücksichtigt Ihre persönlichen Vorlieben und Abneigungen;
- ist langfristig angelegt;
- holt Sie ganz nach Typ in Ihren Alltagssituationen ab;
- verringert Ihr Gewicht Schritt für Schritt;
- gibt geringe Vorgaben zum Gewichtsverlust;
- vermittelt einen neuen Ess- und Lebensstil, den Sie auf Dauer halten können (und möchten …).

5 einfache Tipps für Ihr Abspeckprojekt

- Getränke sind die wichtigste Basis – schließlich besteht Ihr Körper zu 60 Prozent aus Wasser. Leitungswasser, Mineralwasser, Saftschorlen (ein Teil Saft, drei Teile Wasser) oder Früchtetee sind ideale und kalorienarme Durstlöscher.
- Greifen Sie kräftig zu bei Gemüse und Obst: dreimal täglich Gemüse, zweimal täglich Obst – roh, gekocht oder hin und wieder als Direktsaft ohne Zuckerzusatz. Diese Lebensmittel sind kalorienarm und liefern dennoch viele lebenswichtige Nährstoffe wie Vitamine oder Mineralstoffe.
- Gelegentlich stehen sättigende Lebensmittel wie Voll-

kornbrot, Getreideflocken, Naturreis und Vollkornnudeln auf dem Speiseplan.

- Zusätzlich gibt es ab und an fettarme Milch und Milchprodukte (Joghurt, Quark und Käse).
- Sparen Sie an Fleisch, Wurst, Eiern, Streichfetten, Weiß-
mehl und Zucker.

Nutzen Sie Ihren Biorhythmus

Zu Ihrem Erfolg führen Sie viele kleine Schritte. Oft reicht
es schon, wenn Sie Ihre Gewohnheiten ein wenig ändern.
Nur etwas Geduld brauchen Sie immer beim Abspecken.
Denn die lästigen Pölsterchen sind ja auch nicht an einem
Wochenende entstanden.

Eine wichtige Erkenntnis der Diätforscher lautet: Es
kommt nicht nur darauf an, was Sie essen, sondern auch,
wann Sie essen. Folgen Sie einfach der Biologie Ihres Körpers, dann schwinden Ihre Fettröllchen wie von selbst.
Morgens schreit Ihr Gehirn geradezu nach Zucker, weil es
in der Nacht Ihre Reserven geplündert hat. Mit Vollkorn-

brot oder Müsli füttern Sie es jetzt wieder mit Energie und
Vitalstoffen. Und hier gleich Ihre erste gute Nachricht: Ab
und zu darf es aber auch mal ein Marmeladenbrot oder
das geliebte Nutellabrötchen sein.

**Warum Sie sich mittags kleine Ausrutscher leisten
dürfen**

In der Mittagszeit sind Ihre Muskelzellen auf Energieverbrauch eingestellt. Kohlenhydrate aus Vollkornnudeln,
Reis, Kartoffeln, Gemüse oder Hülsenfrüchten wandern
jetzt nicht direkt auf Ihre Hüften. Sie werden zu dieser Zeit
im Feuer Ihrer Muskeln einfach verbrannt. Auch kleine Di-
ätsünden wie Pommes, Currywurst oder ein Burger machen mittags weniger dick als abends. Ein guter Kick für
Ihre nächtliche Fettverbrennung ist eine Abendmahlzeit
zwischen 18 und 20 Uhr. Jetzt verzichten Sie am besten
auf Kohlenhydrate wie Kartoffeln oder Brot. Nehmen Sie
lieber Gemüse, Salate, mageres Fleisch, Fisch oder Tofu
auf Ihren Speiseplan, damit Sie Ihre Fettverbrennung in
der Nacht so richtig in Fahrt bringen.

KILLER-TIPP

Hier die ganz einfache Merkformel für Ihren Abnehmerfolg: »Morgens versorge ich mein Gehirn mit Energie, mittags ernähre ich den ganzen Körper und abends stärke ich meine Muskeln.«

Entschärfen Sie Kalorienbomben

Setzen Sie in der Küche auf Kochen, Dünsten, Dämpfen, Grillen oder das Garen im Bratschlauch: Bei diesen Zubereitungsvarianten kommen Sie mit weniger Fett aus als beim Braten oder Frittieren. Möchten Sie das Fleisch trotzdem anbraten, dann reicht ein Teelöffel Olivenöl pro Portion völlig aus. Verwenden Sie beschichtete Pfannen oder einen Wok, dann brennt Ihr Essen auch bei wenig Fett nicht an.

Bedenken Sie: Durch ein paniertes Schnitzel mit Pommes versorgen Sie Ihren Körper mit rund 900 Kalorien. Pana-

den saugen beim Braten das Fett auf und machen jedes
Lebensmittel zu einer Kalorienfalle! Lassen Sie dagegen
die Panade weg und ersetzen die Beilagen durch Karot-
ten und Rosmarinkartoffeln aus dem Backofen, kommen
Sie lediglich auf etwa 400 Kalorien. Natürlich ist Fett ein
guter Geschmacksträger, aber auch durch Gewürze und
frische Kräuter peppen Sie Ihre Gerichte auf – und das
ganz kalorienfreundlich.

KILLER-TIPP

Rezepte für Rahmsoßen, Cremesuppen oder Auf-
läufe basieren meistens auf Schlagsahne. Weniger
fettig und trotzdem lecker: halb Schlagsahne, halb
fettarme Milch. Oder Sie ersetzen die Sahne durch
»saure Sahne«.

So einfach sparen Sie Kalorien

ersetzen Sie ...	durch	... dann sparen Sie
10 g Nuss-Nougat-Creme (5,2 kcal/g)	10 g Erdbeerkonfitüre (2,6 kcal/g)	26 kcal
150 g Joghurt 3,5 % (0,7 kcal/g)	150 g Magerjoghurt (0,4 kcal/g)	42 kcal
30 g Camembert 60 % F. i. Tr. (3,6 kcal/g)	30 g Camembert 30 % F. i. Tr. (2,1 kcal/g)	46 kcal
150 g Schweinekotelett, paniert gebraten (2,6 kcal/g)	150 g Putenbrust natur, plus 5 g Bratöl (1,4 kcal/g)	182 kcal
150 g Pommes frites (3,2 kcal/g)	150 g gekochte Kartoffeln (0,7 kcal/g)	370 kcal
200 g TK-Rahmkohlrabi (0,9 kcal/g)	200 g TK-Kohlrabi natur (0,2 kcal/g)	130 kcal
200 ml Cola (0,4 kcal/g)	200 ml Mineralwasser (0 kcal)	86 kcal

Machen Sie den Ernährungs-Check!

Abnehmen ist immer eine Typfrage, denn jeder Mensch reagiert ganz unterschiedlich auf das Abspecken. Ich rate Ihnen daher zu einem kleinen Test, bevor Sie Ihre Pläne umsetzen. Anhand von ein paar einfachen Fragen können Sie ganz schnell ermitteln, welcher Esstyp Sie sind. Einfach die Antworten, die auf Sie zutreffen, ankreuzen und nachschauen, welcher Buchstabe am häufigsten auf Sie zutrifft.

1. Welche Rolle spielt das Essen bei Ihnen?

- Bei mir drehen sich die Gedanken ständig ums Essen (C)
- Hauptsache satt – alles andere ist nicht so wichtig (B)
- Gesund soll es sein – aber auch schmecken (A)

2. Hat Ihre Familie Probleme mit dem Gewicht?

- Ja, das liegt bei uns in der Familie (B)
- Teils, teils: Einige sind normal, einige pummelig (C)
- Nein, ich bin die Einzige mit Gewichtsproblemen (A)

3. Haben Sie bereits Diäten gemacht?

- Ja, ich probiere jede Diät aus (C)
- Nein, noch nie (B)
- Nicht so richtig, aber ich kämpfe ständig gegen die Pfunde (A)

4. Wie viele Mahlzeiten essen Sie pro Tag?

- Drei: morgens, mittags, abends (C)
- Feste Mahlzeiten gibt es bei mir nicht, ich esse immer, wenn sich der Hunger meldet (A)
- Auf das Frühstück verzichte ich und esse erst abends richtig (B)

5. Wie viel Zeit nehmen Sie sich für Ihre Mahlzeiten?

- Knapp ein halbe Stunde (C)
- Am liebsten eine ganze Stunde oder länger (A)
- Mir reichen 15 Minuten (B)

6. Wie oft essen Sie Selbstgekochtes aus frischen Zutaten?

- Jeden Tag (A)
- Zwei- oder dreimal pro Woche (C)
- Eher selten (B)

7. Was essen Sie zwischen den Mahlzeiten?

- Alles, was ich im Kühlschrank finde (B)
- Süßigkeiten, Chips (A)
- Obst, Müsli oder Milchprodukte (C)

8. Wie stillen Sie Ihren Durst?

- Nur mit Wasser (A)
- Fruchtsaft-Schorle, Kaffee, Tee (B)
- Limonade, Fruchtsaft oder mal ein Bier (C)

9. In welchen Situationen greifen Sie zum Essen?

- Nur wenn sich der Hunger meldet (C)
- Aus Langeweile oder Gewohnheit (A)
- Immer wenn ich unter Stress stehe (B)

10. Wann und wie oft knabbern Sie zwischendurch?

- Jeden Abend beim Fernsehen (B)
- Nachmittags bei einer Tasse Kaffee (C)
- Immer wenn ich Lust darauf verspüre (A)

Überwiegend A: Der Knabber-Typ

Zu den Hauptmahlzeiten kommt bei Ihnen meistens etwas Vernünftiges auf den Tisch, daher ist es Ihnen vielleicht ein Rätsel, woher die Pfunde kommen. Vermutlich sind es die kleinen Knabbereien zwischendurch, die Ihr Hüftgold so hartnäckig machen. Versuchen Sie, sich an feste Essenszeiten zu gewöhnen. Lassen Sie dabei das Frühstück nicht aus, und wenn es nur ein wenig Obst ist. Ändern Sie Ihre Knabbergewohnheiten ein wenig. Rüsten Sie sich für diese Situationen mit Obstsnacks oder Gemüseschnitzen mit einem Quark-Dip. Stillen Sie Ihren Durst nur mit Wasser oder zuckerfreiem Früchtetee.

Überwiegend B: Der Sorglos-Typ

Sie lieben eher die schnellen Sattmacher – kann ich gut nachvollziehen, die sind ja auch lecker. Doch so mancher schnelle Snack wie Pommes, Pizza oder Burger hat es so richtig in sich. Wenn Sie öfter gegen Heißhungerattacken ankämpfen müssen, sollten Sie sich an drei feste Mahlzeiten pro Tag gewöhnen. Eine typische Abnehmblockade entwickelt sich, wenn Sie sich durch den Tag hungern und nur abends essen. Auch die besten Abnehmvorsätze haben gegen den abendlichen Heißhunger dann keine Chance. Versuchen Sie, sich mehr Zeit zum Essen zu nehmen, und essen Sie langsam, denn das Sättigungsgefühl meldet sich erst nach etwa 20 Minuten. Je schneller Sie essen, desto weniger Chancen hat das Sättigungszentrum, Sie auszubremsen.

Überwiegend C: Der Diät-Typ

Sie kämpfen schon seit langer Zeit gegen Ihre Pfunde und saugen jeden Diät-Tipp auf? Trotzdem stellt sich kein langfristiger Erfolg bei Ihnen ein? Wahrscheinlich drehen sich Ihre Gedanken ständig darum, was Sie überhaupt noch essen dürfen. Bedenken Sie, dass viele einseitige Diäten auf Dauer das Übergewicht sogar begünstigen können. Ihr Stoffwechsel stellt sich auf Ihr Diätverhalten ein und kommt schließlich mit immer weniger Kalorien über die Runden. Versuchen Sie, Ihr natürliches Hunger- und Sättigungsgefühl wieder zu erspüren. Nutzen Sie Gemüse und Obst als Sattmacher. Setzen Sie vor allem auf mehr körperliche Bewegung, um Ihren Stoffwechsel wieder in Schwung zu bringen.

Die 50 besten Kilo-Killer

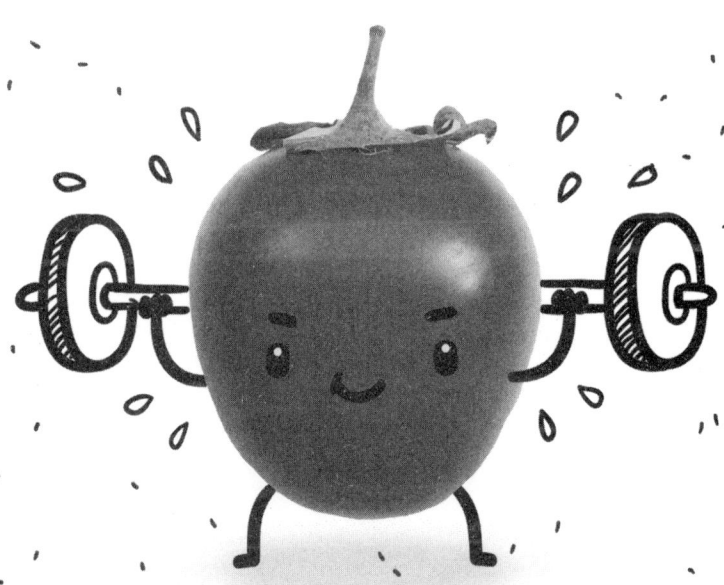

Auf zur neuen Figur!

Egal, ob Sie nur fünf lästige »Wohlfühlkilos«
loswerden möchten oder viel größere Ziele
vor Augen haben: Wenn Sie konsequent
Kilo-Killer in Ihren Alltag einbauen, wird es
Ihnen garantiert gelingen – ohne dass Sie dabei
ein Loch im Bauch haben!

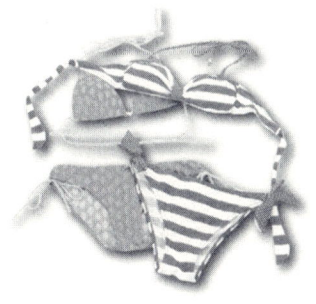

1 Wählen Sie den richtigen Zeitpunkt

Sie scharren schon mit den Hufen und möchten lieber heute als morgen mit dem Abnehmen beginnen? Prima! Wählen Sie ganz bewusst einen Zeitpunkt für Ihr Projekt »Weg mit dem Speck« und setzen Sie Ihr Vorhaben dann auch ganz konsequent in die Tat um. Schaufeln Sie sich Ihren Terminkalender etwas frei, damit Sie auch reichlich Zeit für Ihr Bewegungsprogramm haben. Betrachten Sie Ihre Abspeckzeit nicht als Verzicht, sondern als eine Art Wellness- und Erholungsphase für Körper und Seele, in der Sie ganz viel gewinnen.

Bestimmte Zeitpunkte in Ihrem Leben sind für ein Abspeckprojekt einfach ungeeignet. Verschieben Sie das Unternehmen, wenn Sie gerade unter großem Stress durch Prüfungen oder berufliche Belastungen stehen. Die Urlaubstage oder Zeiten mit vielen Einladungen und Feiern sollten Sie auch nicht zum Abnehmen wählen. Denn wenn

Sie den falschen Zeitpunkt wählen, ist die Gefahr besonders groß, dass Sie mit Ihrem Abspeckprojekt scheitern. Passiert Ihnen das öfter, glauben Sie schließlich nicht mehr an sich und Ihren langfristigen Erfolg.

2 Vorsicht vor zu hohen Erwartungen

Sie möchten zehn Kilo oder lieber noch mehr abnehmen? So lautet Ihr unbedingtes Ziel und das möchten Sie
so auch so schnell wie möglich erreichen? Das sind gute
Vorsätze und Ihr Ziel sollten Sie natürlich auch immer im
Auge behalten. Überlegen Sie aber mal, über welchen
Zeitraum sich Ihre ungeliebten Pölsterchen angesammelt
haben. Setzen Sie sich realistische Ziele. Auf Ihrem Weg
zum Wunschgewicht müssen Sie immer etwas Geduld
mitbringen. Setzen Sie sich nicht zu sehr unter Druck, sondern freuen Sie sich über jedes verlorene Kilo und beloh-
nen Sie sich auch dafür. Wenn Sie sich zu strenge Regeln
auferlegen, droht die Gefahr, dass Sie nicht durchhalten
und Ihr Abspeckversuch scheitert.

KILLER-TIPP

Vergessen Sie zu strenge Vorsätze und harte Regeln, sondern gehen Sie das Abnehmen ganz gelassen an. Bedenken Sie, wie viele gute Vorsätze jedes Silvester gefasst werden und zum Scheitern verurteilt sind. Motivieren Sie sich nicht mit Worten wie »nie mehr«, »niemals« oder »jeden Tag«. Lassen Sie Ausnahmen zu und machen Sie dann am nächsten Tag einfach mit Ihrem Programm weiter.

3 Holen Sie Ihr Umfeld ins Boot

Wer Abnehmpläne schmiedet, hat es oft nicht leicht mit seinen Mitmenschen. Ein Stolperstein ist oft schon die Familie, die weder Lust auf ein übellauniges Familienmitglied noch auf Diätfutter hat. Auch Freunde oder Kollegen versuchen vielleicht, Ihnen Ihre Vorsätze auszureden, oder beglücken Sie ständig mit gut gemeinten Ratschlägen. Planen Sie daher schon vor Ihrem Abnehmprogramm, wie Sie Ihre Familie in dieser Zeit versorgen und wer sich um die Familienmahlzeiten kümmert. Bieten Sie einfach Ihre Abnehm-Mahlzeiten für die Familie mit ein paar Ergänzungen nach Wunsch an, dann können Sie und Ihre Lieben weiter zusammen essen.

4 Checken Sie Ihre Gewohnheiten

Jeder Mensch ist ein Gewohnheitstier und trennt sich nur ungern von seinen kleinen Marotten. Das Essen vor dem Fernseher ist genauso beliebt wie das Frühstück mit der Zeitung oder der Burger beim Shoppen. Und was ist schon ein Besuch im Fußballstadion ohne Bratwurst und ein Bierchen? Aber auch bei Langeweile, Frust oder Stress greifen wir gerne zu Essbarem. Viele dieser kleinen Angewohnheiten führen schließlich dazu, dass wir essen und trinken, ohne dies überhaupt wahrzunehmen.

Ungünstige Gewohnheiten und wie man sie loswird

Ungünstige Gewohnheit	Bessere Alternative
Ich esse zu hastig.	Kauen Sie jeden Bissen 20-mal. Dehnen Sie Ihre Mahlzeit auf 20 Minuten aus.
Ich esse oft zwischen den Mahlzeiten	Planen Sie fünf feste Mahlzeiten pro Tag ein.
Ich esse meinen Teller grundsätzlich leer, auch wenn ich eigentlich schon satt bin.	Füllen Sie Ihren Teller nur mit kleinen Portionen und hören Sie auf zu essen, wenn Sie satt sind.
Ich nasche bei Stress.	Bauen Sie Ihren Stress durch einen Spaziergang oder eine Runde Sport ab.
Ich esse aus Kummer oder Langeweile.	Suchen Sie sich eine geeignete Ablenkung – machen Sie zum Beispiel einen Spaziergang, gehen Sie ins Kino oder hören Musik.
Ich nasche oft vor dem Fernseher.	Stellen Sie sich zum Beispiel klein geschnittenes Obst bereit.

⌒ Finden Sie Ihren Abnehm-Typ

Überlegen Sie ganz genau, wie Sie Ihr Abnehmprojekt bei Ihren Mitmenschen vermarkten. Gehen Sie einmal in sich und fragen Sie sich, welcher Kommunikationstyp Sie eher sind. Sind Sie eher ein Rudeltier, das sich gerne mitteilt? Dann beziehen Sie Ihre Freunde in Ihre Pläne ein. Gehen Sie ganz offen damit um, dass Sie abnehmen möchten. Vielleicht gibt es ja sogar Gleichgesinnte in Ihrem Umfeld, die auch abspecken möchten und sich Ihnen anschließen. So eröffnen Sie Ihre eigene kleine Abnehmgruppe, mit der Sie Erfahrungen, Erfolge oder Niederlagen teilen können.

Oder sind Sie eher der Typ »einsamer Wolf«? Wer ankündigt, dass ein Abspeckprogramm auf dem Plan steht, stellt sich damit immer der Kritik oder auch dem Spott seiner Mitmenschen. Wenn Sie keine Kommentare wie »Wo willst du denn abnehmen?« oder »Das musst du ganz anders machen« hören möchten, legen Sie einfach stillschweigend mit Ihrem Vorhaben los. Sobald Ihr Umfeld von Ihren Abnehmplänen weiß, wird man Sie beobachten, die Entwicklung Ihrer Figur genau taxieren und nach den Erfolgen fragen. Für Menschen, die nicht so gerne im Mittelpunkt stehen, ist das oft eine echte Belastung.

6 Nutzen Sie Ihre Motivation

Wenn es dem Hüftgold an den Kragen gehen soll, spielt sich ganz viel in Ihrem Kopf ab. Jeder Mensch reagiert hier ganz unterschiedlich: Fremdmotivation ist dabei für viele Menschen sogar ein Klotz am Bein. Wenn Ihnen der Arzt zu einer Gewichtsabnahme rät oder Sie Ihre liebenswürdigen Familienmitglieder gelegentlich hänseln, fällt das Unternehmen oft sehr schwer. Trotzreaktionen können dann sogar eine typische Folge sein, sodass Sie Ihre Figurprobleme einfach verdrängen. Andere Menschen reagieren wiederum besonders positiv auf Außenreize und entwickeln erst einen Abnehmehrgeiz, wenn sie in einer Gruppe abnehmen. Die beste Abnehmhilfe ist aber bei den meisten Menschen die Eigenmotivation. Das klappt übrigens besonders gut bei frisch Verliebten, die dem neuen Partner gefallen möchten und dann nur von Luft und Liebe leben können. Auch bestimmte Ereignisse wie die anstehende Hochzeit oder der Strandurlaub stärken die Eigenmotivation. Nur wer aus eigenem Antrieb bereit ist, seine Lebensumstände zu verändern, wird sein Gewicht reduzieren können und dieses Gewicht auch auf Dauer halten. Es liegt also ganz allein an Ihnen und Ihrem Kopf, ob es mit dem Abspecken klappen wird.

7 Entwickeln Sie Ihre persönliche Erfolgsstrategie

Denken Sie darüber nach, warum Sie eigentlich abnehmen möchten, und schreiben Sie Ihre Gründe auch mal ganz bewusst auf. Malen Sie sich ganz genau aus, wie es sein wird, wenn Sie Ihre Wunschfigur erreicht haben. Was wird sich mit der neuen Figur in Ihrem Leben verändern?

Erkennen Sie sich wieder? Sie möchten …
- sich einfach wieder wohler fühlen;
- so schlank wie die Freundin sein;
- wieder in die Lieblingsjeans passen;
- schickere Kleidung tragen können;
- Ihrem Partner besser gefallen;
- ein neues, leichtes Körpergefühl spüren;
- wieder beweglicher sein;
- Treppensteigen, ohne aus der Puste zu kommen;
- Ihren Rücken und Ihre Beine entlasten.

8 Vertreiben Sie Ihren inneren Schweinehund

Immer wenn Sie sich mit dem Thema Abnehmen beschäftigen, meldet sich Ihr ärgster Gegner zu Wort: Ihr innerer Schweinehund lässt so manches »ach, so dick bin ich ja auch nicht …«, »nur noch ein Stückchen Schokolade …«, »man kann ja nicht auf alles verzichten …« oder »morgen ist auch noch ein Tag …« durch Ihre Gedanken schießen. Ab und zu können Sie der Quengelei ja nachgeben. Wenn Ihr Schweinehund aber die Oberhand gewinnt, können Sie Ihr Abnehmvorhaben vergessen. Sie enden dann in der misslichen Lage, dass Sie zum einen natürlich nicht abnehmen und obendrein auch noch ständig ein schlechtes Gewissen haben, weil Sie doch wieder schwach geworden sind. Das führt bei vielen Menschen zu der Situation, dass sie nur noch mit schlechtem Gewissen essen und mit sich und der Welt immer unzufriedener werden.

KILLER-TIPP

Wenn sich Ihr innerer Schweinehund zu Wort meldet, sagen Sie laut und deutlich: »Nein – heute nicht!« Freuen Sie sich darüber, dass Sie die Nervensäge erkannt und überlistet haben. Wenn Sie erst einmal eine Weile standhaft bleiben, wird sich der lästige Geselle schließlich immer mehr zurückziehen, da sein Drängeln ohne Erfolg bleibt.

9 Vergessen Sie strenge Verbote

Machen Sie mal einen kleinen Test: Was passiert, wenn Sie jetzt die Vorgabe erhalten, nie wieder eine schöne Tasse Kaffee trinken zu dürfen? Kann es sein, dass Ihnen gerade ein köstlicher Kaffeeduft durch die Nase zieht und Ihre Lust auf ein Tässchen weckt? Viele Menschen teilen beim Abnehmen ihre Nahrungsmittel in »erlaubt« und »verboten« ein. Auf Dauer ist dieses »Alles-oder-nichts-Denken« oft zum Scheitern verurteilt. Ist Ihr starres Kontrollmuster erst mal außer Gefecht gesetzt, kommt es meist zu einer ganz typischen Gegenreaktion. Gedanken wie »Jetzt ist eh schon alles egal« tauchen plötzlich bei Ihnen auf. Und dann passiert genau das, was Sie mit aller Gewalt verhindern wollten – Sie essen, und zwar mehr als andere Menschen in einer solchen Situation. Anschließend folgen typische Gedanken wie »Jetzt habe ich schon wieder versagt«, »ich halte einfach nicht durch«. Diese Form der Kontrolle ist bei Menschen, die gegen überflüssige Pfunde kämpfen, weit verbreitet.

KILLER-TIPP

Planen Sie kleine Ausrutscher von Anfang an ein und gönnen Sie sich ab und zu Ihr Lieblingsgericht. Vermeiden Sie außerdem Gedanken wie »Ich esse nur noch Light-Produkte« oder auch »Süßigkeiten sind für mich ein Tabu«.

10 Auf den Bauch hören

Sind vier, fünf, sechs oder doch nur drei Mahlzeiten pro Tag richtig für Sie? Die Antwort heißt einfach: Hören Sie auf Ihren Bauch! Sie dürfen natürlich selbst entscheiden, wie oft am Tag Sie etwas essen. Jeder Mensch reagiert hier ganz unterschiedlich. Nagt bei Ihnen der Hunger am Vormittag, bevor Sie ihn mit dem Mittagessen stillen können? Dann legen Sie natürlich eine Zwischenmahlzeit ein, denn Hunger ist Ihr größter Feind beim Abspecken. Und wenn sich der Hunger anschließend nicht wieder meldet, lassen Sie das Mittagessen einfach ausfallen. Folgen Sie nicht blind Empfehlungen und Ritualen. Das Mittagessen um Punkt 12 Uhr mag für Ihren Kollegen genau richtig sein – und für Sie genau falsch. Achten Sie auf die Signale Ihres Körpers und essen Sie immer nur, wenn Sie auch wirklich ein Hungergefühl verspüren.

11 Aufs Hungergefühl achten

Das echte Hungergefühl verspüren Sie nach einer gewissen Zeit ohne Nahrung oder auch nach großen körperlichen Belastungen. Das lebenswichtige Gefühl macht sich ganz körperlich bei Ihnen bemerkbar: Der Magen knurrt, Sie spüren ein deutlich leeres Gefühl im Magen, ein flaues Gefühl oder eine gewisse Mattigkeit stellt sich ein. Einige Menschen beginnen bei Hunger zu frieren oder leiden sogar unter Magenschmerzen. Gerade Menschen, die unter Übergewicht leiden, haben oft das normale Hunger-Sättigungs-Gefühl verloren. Gestört wird das natürliche Hungergefühl durch den regelmäßigen Verzehr von sehr fett- und zuckerhaltigen Speisen wie Süßigkeiten, Pommes oder Fast Food. Diese Nahrung liefert reichlich Kalorien, hat aber gleichzeitig nur wenig Volumen, sodass Ihr Magen erst sehr spät signalisiert, dass er jetzt satt und zufrieden ist.

12 Ihr bester Kumpel: das Sättigungsgefühl

Wer mit Gewichtsproblemen kämpft, hat oft verlernt, sein Sättigungsgefühl zu erspüren. Bei den berüchtigten Heißhungeranfällen oder dem Frustessen wird einfach so lange gefuttert, bis alles vernichtet ist. Erst wenn sich Völlegefühl oder Übelkeit melden, wandert die Chipstüte dann wieder in den Schrank. Dadurch gehen Ihrem Körper ganz sensible Signale verloren oder Sie nehmen diese Gefühle einfach nicht mehr wahr. Bis das Signal »satt« von Ihrem Magen aus Ihr Gehirn erreicht, dauert es etwa 20 Minuten. Vernichten Sie Ihre Portion in fünf Minuten, hat Ihr Sättigungsgefühl keine Chance, sich zu melden.

So nutzen Sie das Sättigungsgefühl

- Trainieren Sie, langsam und mit viel Genuss zu essen.
- Versuchen Sie, Ihre Mahlzeiten auf mindestens 15 Minuten auszudehnen.

- Trinken Sie vor jeder Mahlzeit ein großes Glas Wasser, das regt Ihr Sättigungsgefühl an.
- Eine klare, heiße Brühe, die Sie in kleinen Schlucken genießen, ist eine Essbremse.
- Legen Sie nach den ersten Minuten eine kleine Pause bei Ihrer Mahlzeit ein.
- Essen Sie kleine Portionen von einem kleinen Teller mit einer kleinen Gabel.
- Lenken Sie sich niemals durch Fernsehen oder eine Zeitung vom Essen ab.

13 Figurfalle »Appetit«

Oft fällt es uns schwer, Hunger und Appetit zu unterscheiden. Appetit ist ein Wohlgefühl für die Seele, nicht die Befriedigung des Körpers. Wir essen in Stresssituationen, aus Langeweile, Frust und Ärger. Äußere Einflüsse wie Fernsehsendungen, Werbung oder das Angebot in Lebensmittelmärkten steigern unseren Appetit. Aber auch Gerüche lösen Appetit aus: Der Duft aus einer Bäckerei, das Aroma aus der Bratwurstbude oder der Geruch von frischem Kaffee führen dazu, dass uns tatsächlich das Wasser im Mund zusammenläuft. Die Aufgabe, Hunger und Appetit zu unterscheiden und danach zu essen, ist für viele Menschen mit Figurproblemen die schwerste Herausforderung.

Jedes Mal, wenn Sie etwas essen möchten, stellen Sie sich daher die Frage: Ist es tatsächlich Hunger oder einfach nur Appetit? Würde Ihnen jetzt auch eine Scheibe trockenes Brot genügen? Trinken Sie dann zunächst 1–2 Gläser Wasser. Danach überlegen Sie noch mal, was Sie gerade zum Essen antreibt. Sind Sie mal wieder in die Appetit-falle getappt, lenken Sie sich ab: Machen Sie einen Spa-ziergang, gehen Sie shoppen oder treffen Sie Freunde. Durch Ablenkung können Sie das Appetitgespenst wir-kungsvoll vertreiben.

14 Satt in den Tag starten

Wenn Sie morgens aufstehen, hat Ihr Körper in der Nacht seine Zuckerreserven aufgebraucht und im Idealfall auch ein paar Fettpölsterchen eingeschmolzen. Mit Vollkornprodukten (Brot, Müsli, Getreideflocken) starten Sie jetzt ideal in den Tag. Sie sind besonders reich an Ballaststoffen, die in Ihrem Magen aufquellen und ein wohliges, lang anhaltendes Sättigungsgefühl bei Ihnen auslösen. In die Verwertung von Vollkornprodukten muss Ihr Körper viel Energie stecken. Das verbraucht nicht nur Kalorien, sondern führt auch dazu, dass Ihr Blutzuckerspiegel relativ konstant bleibt. Starke Blutzuckerschwankungen würden Ihr Abnehmprojekt bereits an der Basis blockieren, denn sie locken das Masthormon »Insulin« aus der Reserve.

8 Top-Kombinationen für Ihr Frühstück

• Vollkornbrot mit Käse oder Schinken und Tomate
• Vollkornbrot mit Ei

- Vollkornbrot mit Frischkäse und etwas Obstkompott
- Vollkornbrot mit körnigem Frischkäse und frischem Obst
- Vollkornbrot mit einer Scheibe Räucherlachs
- zuckerfreie Müslimischung mit frischem Obst und Joghurt
- Porridge (aus Haferflocken) mit frischem Obst
- frischer Obstsalat mit Joghurt

15 Zwischenmahlzeiten klug wählen

Wenn sich bei Ihnen öfter mal der kleine Hunger meldet, kommt es natürlich auch darauf an, was Sie essen. Süßigkeiten oder andere zuckerhaltige Lebensmittel strotzen nur so vor Kalorien. Sie enthalten viel Zucker, der zu starken Blutzuckerschwankungen führt. Die typische Folge sind Heißhungerattacken, die Sie nur schwer unter Kontrolle halten können. Eine gute Wahl bei Zwischenmahlzeiten treffen Sie mit Obst, Gemüserohkost oder fettarmen Milchprodukten.

16 Figurfalle: Essen auf die Schnelle

Der schnelle Imbiss vom Bäcker, die Schale Pommes, der saftige Burger oder die Bratwurst auf die Hand sind einfach praktisch und stillen den Hunger auf die Schnelle. Leider sind viele dieser Produkte wahre Kalorienbomben und befriedigen Ihr Hungergefühl nur sehr kurzfristig. Essen Sie einfach nur so nebenbei, also beim Autofahren, während des Shoppens, bei der Arbeit oder vor dem Fernseher, bemerken Sie gar nicht, wie viel gerade tatsächlich in Ihren Mund gewandert ist. Ihr Magen und das Sättigungsgefühl reagieren zunächst nur auf die tatsächliche Menge, die den Magen füllt. Ballen Sie mal eine Faust und halten Sie diese vor Ihren Magen. Ihr leerer Magen ist etwa so groß wie Ihre geballte Faust. Damit Sie Sättigung verspüren, muss einiges in den Magen hinein. Eine Portion, die der Größe von zwei bis drei Fäusten entspricht, reicht aus, um einen Dehnungsreiz im Magen auszulösen. Setzen Sie hier auf Produkte, die viel Wasser enthalten, wie

Obst oder Gemüse. Eine gute Alternative zu den üblichen Snacks sind Gerichte vom asiatischen Imbiss oder Grillgemüse beim Orientalen.

17 Auf natürliche Lebensmittel setzen

Seit Mitte des letzten Jahrhunderts geht der Trend bei Lebensmitteln immer stärker zu hoch verarbeiteten Produkten und Fast Food. Die Folge ist, dass immer mehr Menschen gegen überflüssige Pfunde kämpfen. Denn diese Lebensmittel machen einfach nicht lange satt und lösen sogar Hunger aus. Vieles, was Sie essen, strotzt nur so vor Kalorien, während Vitalstoffe wie Vitamine, Mineralstoffe und sekundäre Pflanzenstoffe in diesen Lebensmitteln oft zu kurz kommen. Fehlen Ihrem Körper diese lebensnotwendigen Substanzen, sendet er als Hilferuf das Signal »Ich brauche Nahrung!« aus. So verspüren Sie ein Hungergefühl, obwohl Ihr Energiebedarf vielleicht schon lange gedeckt ist. Aus dieser fatalen Situation hilft Ihnen nur eine Ernährung, bei der Sie einfach wieder ganz natürliche Lebensmittel essen.

KILLER-TIPP

Setzen Sie als ersten Schritt täglich zwei Portionen Obst und drei Rationen Gemüse auf Ihren Speiseplan und schon steigern Sie Ihre Vitalstoffversorgung.

18 Gute Kohlenhydrate essen

Kohlenhydrate sind einfach nur Zuckerketten, die ganz unterschiedlich lang sein können. Je nach Zusammensetzung liefern sie Ihrem Körper schnell oder langsam verfügbare Energie. So strömen die Bausteine aus Zucker oder Stärke (Weißbrot, Nudeln, Reis) direkt in Ihr Blut: Für Sportler ist das die Basis für eine lange Leistungsfähigkeit, beim Abnehmen aber ein echter Klotz am Bein. Denn überflüssige Energie, die nicht verbraucht wird, wandert dann in Ihre Fettdepots und mästet ganz gezielt Ihre Speckröllchen. Durch die richtige Lebensmittelauswahl können Sie hier ganz einfach gegensteuern. Wählen Sie Lebensmittel, die nur sehr langsam in Ihr Blut aufgenommen werden. Setzen Sie bei Brot, Reis und Nudeln auf Vollkornprodukte. Essen Sie öfter Hülsenfrüchte (Erbsen, Bohnen, Linsen) und genießen Sie reichlich Obst gegen den Hunger auf Süßes.

13 Augen auf beim Broteinkauf

Vollkornbrot ist ein echter Sattmacher. Doch hier führt der Handel Sie gerne aufs Glatteis: Lassen Sie sich nicht durch Begriffe wie »Vollwert«, »Kraftkorn« oder »Mehrkorn« über den Tisch ziehen. Nur die Bezeichnung »Vollkorn« sagt aus, dass ein Getreideprodukt auch aus dem ganzen Korn hergestellt wird. Dabei müssen die Körner nicht zu sehen sein, weil auch ein Vollkornmehl fein vermahlen werden kann. Ganz anders sieht es bei den meisten »Körnerbrötchen« oder »Körnerbroten« aus. In der Regel handelt es sich hier um helles Auszugsmehl, das mit Malz gefärbt wird. Durch die Zugabe von ein paar Körnern wird dann der Eindruck erweckt, dass es sich um ein Vollkornprodukt handelt. Fragen Sie daher beim Bäcker genau nach – gut beraten werden Sie in Bioläden.

20 Den Insulinspiegel nutzen

Das Hormon Insulin spielt eine ganz zentrale Rolle in Ihrem Körper, wenn es darum geht, an Gewicht ab- oder zuzunehmen. Insulin steuert nicht nur Ihren Blutzuckerspiegel, sondern auch die Verarbeitung und Speicherung von Fetten. Nach dem Verzehr von schnell verfügbaren Kohlenhydraten (Zucker, Weißbrot, helle Nudeln, geschälter Reis) steigt Ihr Blutzucker sprunghaft an. Große Mengen Insulin werden freigesetzt. In der Folge sinkt Ihr Blutzuckerspiegel, das Insulin ist aber noch aktiv und weckt jetzt ganz frech Ihren Heißhunger, vorzugsweise auf Süßes. Wird der Blutzucker nicht durch körperliche Bewegung verbrannt, steuert das Insulin Ihr Fettgewebe an. Hier öffnet Insulin aber nicht nur die Türen zur Einlagerung von Fetten, sondern blockiert auch die Ausgangstüren. Ein Abbau von Fettdepots ist in dieser Stoffwechsel-Situation undenkbar.

KILLER-TIPP

Um Ihren Insulinspiegel nicht sprunghaft in die Höhe zu treiben, ersetzen Sie Weißbrot durch Vollkornbrot. Greifen Sie statt zu Nudeln und Reis lieber zu Hülsenfrüchten, die eine hohe Sättigungswirkung haben und den Blutzuckerspiegel flach halten. Essen Sie Süßigkeiten nicht auf nüchternen Magen und meiden Sie zuckerhaltige Getränke.

21 Zuckerfreie Lebensmittel meiden

Immer mehr industrielle Lebensmittel werben damit, dass sie keinen Zucker enthalten. Hier rate ich Ihnen zu einem ganz genauen Blick auf die Zutatenliste, damit Sie nicht über den Tisch gezogen werden. Denn statt kalorienfreier Süßstoffe enthalten diese Lebensmittel oft sogenannte Zuckeraustauschstoffe. Dabei handelt es sich um »Verwandte« des Haushaltszuckers wie Fruchtzucker (Fructose) oder Zuckeralkohole, die durchaus Kalorien enthalten. Fruchtzucker hat sogar den gleichen Kaloriengehalt wie Haushaltszucker. Zuckeralkohole enthalten circa 40 Prozent weniger Kalorien als Zucker. Meistens ist ihre Süßkraft aber geringer als die von Haushaltszucker, sodass die Lebensmittelindustrie hier entsprechend größere Mengen einsetzt. Zuckeralkohole dürfen bestimmten industriell gefertigten Lebensmitteln ohne Mengenbegrenzung zugesetzt werden – wie beispielsweise Dessertspeisen, Speiseeis oder Süßwaren. In hö-

heren Mengen können sie Blähungen und Durchfall auslösen.

Vorsicht bei diesen 7 Begriffen, damit Sie nicht in die Zu-
ckerfalle tappen:

1. Sorbit
2. Xylit
3. Mannit (auch: Mannitol)
4. Maltit
5. Lactit
6. Isomalt
7. Erythrit

22 Heißhunger auf Süßes ausbremsen

Die Vorliebe für Süßes wird uns bereits in die Wiege gelegt. Schon die Muttermilch schmeckt süß – und das prägt uns für alle Zeiten: Süß steht für nahrhaft und ungiftig. Der Haken daran: Zucker ist in Ihrem Stoffwechsel wie Zeitungspapier im Kamin – es gibt eine kurze Stichflamme, und dann erlischt das Feuer ohne nachhaltige Wärme. Oder fachlich ausgedrückt: Süßes lässt Ihren Blutzuckerspiegel hochschnellen, danach fällt er rapide ab – von langfristiger Sättigung keine Spur. Die Folge: erneuter Hunger, und zwar wieder auf Süßes.

Auch der Konsum von einfachen Kohlenhydraten in Weißbrot, Kuchen, Nudeln, Fritten oder weißem Reis hat diese Wirkung in Ihrem Körper. Und, was viele nicht wissen: Selbst Pikantes kann süß sein. In 100 Gramm Ketchup stecken 24 Gramm Zucker, das ist genauso viel wie in Vanilleeis. Stillen Sie Ihren Süßhunger lieber mit

Obst, getrockneten Beeren oder Fruchtjoghurt. Auch dunkle Schokolade mit mindestens 70 Prozent Kakaogehalt befriedigt Ihren Süßhunger, ohne Lust auf mehr zu machen. Machen Sie doch ein Ritual daraus: Einmal am Tag gibt es einen Tee oder Kaffee mit einem kleinen Stück dunkler Schokolade.

23 Überlisten Sie die Naschkatze in Ihnen

Wer gerne Süßes nascht, tappt schnell mal in die Diätfalle, denn diese Produkte strotzen nur so vor schnell verfügbarer Energie. Natürlich müssen Sie nicht auf das gelegentliche Naschen verzichten, es kommt hier einfach nur auf die Menge an. Versuchen Sie, Ihr Naschwerk mengenmäßig zu begrenzen. Gönnen Sie sich beispielsweise eine Tafel Schokolade, die dann aber mindestens eine Woche lang reichen muss. Haben Sie das Naschwerk vor dem Limit bereits vernichtet, gibt es erst mal keinen Nachschub.

24 Versteckte Fette meiden

Es klingt so einfach: Sparen Sie einfach an der Kalorienbombe Fett und schon ist Ihr Figurproblem erledigt. Diesem Mantra folgend, meiden viele Menschen Nahrungsfette wie Butter, Margarine oder Öle und kaufen stattdessen teure Light-Produkte. Häufig übersehen sie dabei aber die sogenannten versteckten Fette. Sie lauern vor allem in Fertiggerichten, Fast Food, Knabberartikeln oder Süßwaren. Ganz unbemerkt wandern so ganz schnell große Fettmengen in Ihren Magen.

KILLER-TIPP

Setzen Sie öfter mal Olivenöl oder Rapsöl auf Ihren Speiseplan. Sie enthalten Fettsäuren in einem besonders günstigen Verhältnis, die Ihren Stoffwechsel unterstützen.

In diesen Lebensmitteln lauern versteckte Fette darauf, es sich auf Ihren Hüften bequem zu machen:

Versteckte Fette

Lebensmittel	Fettgehalt
1 Riegel Schokolade (20 g)	6 g
1 Croissant	12 g
1 Portion Pommes frites (150 g)	25 g
1 Portion Tiramisu (125 g)	27 g
1 Bockwurst (125 g)	31 g
1 Big King (210 g)	38 g
1 Bratwurst (150 g)	38 g
1 Portion Kartoffelchips (40 g)	39 g
1 Portion Currywurst, Pommes frites und Majo	83 g (400 g)

25 Setzen Sie auf Volumetrics

Hunger ist der größte Feind, wenn Sie ein paar Kilo abnehmen möchten. Nur mit einem gut gefüllten Magen geht Ihr Abspeckwunsch auch langfristig in Erfüllung. Volumetrics heißt das Prinzip, bei dem Sie Lebensmittel auswählen, die einfach viel Volumen haben und Ihren Magen gut füllen. Das funktioniert besonders gut mit Lebensmitteln, die eine geringe Energiedichte (= Kalorien, die in einem Gramm eines Lebensmittels stecken) haben, also wenige Kalorien, aber viele lebenswichtige Nährstoffe liefern. In den Mahlzeiten stecken dann pro Gramm oder pro Portion möglichst wenige Kalorien – so können Sie sich richtig satt essen und nehmen trotzdem ab. Meist enthalten echte Schlankmacher viel Wasser wie etwa frisches Obst und Gemüse oder Suppen und Eintöpfe. Kuchen, Süßigkeiten und getrocknete Nahrungsmittel dagegen haben eine höhere Energiedichte. 15 Weintrauben wiegen beispielsweise rund 100 Gramm und enthalten etwa 70 Kalorien. 15 Rosinen wiegen je nach Sorte sechs bis 20 Gramm und enthalten ebenfalls ungefähr 70 Kalorien. Bei gleicher Kalorienzahl erzielen Sie mit 100 Gramm Weintrauben eine deutlich bessere Sättigung als mit einem Esslöffel Rosinen.

Volumetrics-Tops

Lebensmittel	Energiedichte
grüner Salat	0,1 kcal/g
Erdbeeren	0,3 kcal/g
entrahmter Joghurt	0,4 kcal/g
Tomatensuppe	0,4 kcal/g
Hähnchenbrust	1,0 kcal/g

5 Volumetrics-Flops

Lebensmittel	Energiedichte
Salami	3,6 kcal/g
Schokoriegel	5,0 kcal/g
Kartoffelchips	5,4 kcal/g
Cashew-Nüsse	5,7 kcal/g
Butter	7,4 kcal/g

26 Ballaststoffe als Satt- und Schlankmacher

Ballaststoffe sind für Ihren Körper alles andere als Ballast: Sie quellen im Magen und Darm auf und lösen so ein lang anhaltendes Sättigungsgefühl aus. Gleichzeitig kurbeln sie Ihre Verdauung an und halten dadurch Ihren Darm auf Trab, der bei Diäten gerne mal etwas träge wird. Besonders viele Ballaststoffe finden Sie in Vollkornprodukten. Weißmehlprodukte (Weißbrot, Nudeln) dagegen werden nur aus dem Mehlkörper des Getreidekorns hergestellt, es handelt sich dabei also nahezu um reine Stärke, die rasch ins Blut strömt und nur eine kurze Sättigungswirkung auslöst. Nur wenn Sie das Gefühl haben, auch wirklich satt zu sein, werden Sie sich dauerhaft von überflüssigen Fettpölsterchen befreien können.

So einfach steigern Sie Ihre Ballaststoffaufnahme: ballaststoffarme und -reiche Lebensmittel

Arm an Ballaststoffen	Reich an Ballaststoffen
Weizenbrötchen, Weißbrot	Vollkornbrot, Leinsamenbrot, Pumpernickel
Cornflakes	Getreideflocken
Kuchen, Torten, Waffeln, Kekse, Zwieback	Vollkornkekse, Vollkornzwieback, Kuchen mit Vollkornmehl gebacken, Früchtebrot
weiße Nudeln	gelbe Hirse, Grünkern, Vollkornnudeln
weißer Reis, polierter Reis	Vollkornreis, Naturreis
Pudding, Cremespeisen, Eis	Beeren, Rote Grütze, Obstsalat, Müsli, Backobst

27 Bitter macht schlank!

Sauer macht lustig – das ist für Sie bestimmt nichts Neues. Aber wissen Sie auch, dass bitter schlank macht? Unterschiedliche Geschmacksqualitäten steuern Ihr Essverhalten: Süß verleitet zum Vielessen, bitter stoppt Ihren Appetit und regt Ihre Verdauung an. Sobald Sie den bitteren Geschmack auf Ihrer Zunge wahrnehmen, wird viel Speichel freigesetzt. Gleichzeitig sorgt ein ganz spezieller Körperreflex dafür, dass die Produktion von Magensäure, Gallenflüssigkeit und Bauchspeicheldrüsensaft durch Bitterstoffe angeregt wird. Aber auch das ist noch nicht alles: Bitterstoffe regen Ihre natürlichen Darmbewegungen an, sodass Nahrungsreste einfach schneller ausgeschieden werden.

Diese Lebensmittel versorgen Sie mit Bitterstoffen

- Obst: Zitrusfrüchte wie Grapefruits, Orangen, Zitronen
- Gemüse: Artischocken, Blumenkohl, Endiviensalat, Chicorée, Radicchio, Rucola
- Getreide: Amaranth, Hirse
- Gewürze: Ingwer, Pfeffer, Kardamom
- Küchenkräuter (frisch oder getrocknet): Estragon, Liebstöckel, Lorbeerblätter, Majoran, Rosmarin, Sauerampfer, Salbei, Thymian

28 Mit Schärfe schlank schwitzen

Ist Ihnen nach einer besonders scharfen Mahlzeit auch schon mal der Schweiß ausgebrochen? Auslöser hierfür sind ganz natürliche Substanzen wie beispielsweise das Capsaicin aus Paprika oder Chili. Wissenschaftliche Studien belegen, dass Capsaicin die Wärmeproduktion in Ihrem Körper so richtig anheizt. Für diese Produktion von Wärme verbraucht Ihr Körper reichlich Energie: Ein Kalorienverbrauch, den Sie direkt spüren. Mein Tipp: Aromatisieren Sie ein Glas Tomaten- oder Gemüsesaft mit etwas Tabasco und genießen Sie diesen schmackhaften Kilo-Killer jeden Tag.

Die 7 besten Scharfmacher

- Rote oder grüne Chilischoten
- Tabasco
- Sambal Oelek
- Ingwer
- Pfeffer
- Kreuzkümmel
- Kurkuma

29 Eiweiß heizt an

Nach einer eiweißreichen Mahlzeit »verheizt« Ihr Körper
viel mehr Energie als nach einem fett- oder kohlenhydrat-
reichen Essen. Nehmen Sie beispielsweise 100 Kalorien
in Form von Eiweiß auf, verbrennt Ihr Körper etwa 18–25
Prozent dieser Energie allein für die Verwertung von je-
nem Eiweiß. Zum Vergleich: Bei Fett sind es nur zwei bis
vier, bei Kohlenhydraten vier bis sieben Prozent. Eiweißreiche Lebensmittel wie z. B. Fisch, Fleisch oder Eier enthalten außerdem nur wenig Kohlenhydrate und belasten
daher Ihren Blutzuckerspiegel nicht.

30 Entdecken Sie den Kombi-Trick

Für eine gute Eiweißversorgung brauchen Sie keine Fleischberge zu verschlingen. Tierisches Eiweiß ist für Ihren Körper zwar wertvoller als pflanzliches, aber auch meistens an Fett gebunden. Das führt zu einem hohen Kaloriengehalt von Fleischwaren und Käse. Eine gute pflanzliche Eiweißquelle sind Hülsenfrüchte wie Linsen, Bohnen, Sojabohnen oder Erbsen – besonders, wenn Sie sich vegetarisch ernähren möchten. Ein besonders hochwertiges Eiweiß bieten Sie Ihrem Körper durch die geschickte Kombination von tierischen und pflanzlichen Lebensmitteln. Schon kleine Portionen versorgen Ihren Körper so mit hochwertigem Eiweiß und sorgen für einen aktiven Stoffwechsel.

Ihre 8 Top-Eiweißkombinationen

- Kartoffeln und Ei
- Kartoffeln und Quark
- Rindfleisch und Kartoffeln
- Hülsenfrüchte und Fleisch
- Bohnen und Mais
- Milch und Weizen
- Hühnerei und Weizen
- Hühnerei und Milch

31 Fatburner Kalzium

Über die Rolle von Kalzium im Gewichtsmanagement wird bereits seit den 1970er-Jahren geforscht. Seitdem häufen sich wissenschaftliche Studien, die zeigen, dass mit zunehmender Kalziumaufnahme der Körperfettanteil sinkt. Und hier noch eine besonders gute Nachricht für Sie: Erfreulich ist dabei, dass die gute Kalziumversorgung zu einer Verringerung des Bauchfettes führt, das, wie schon zu Beginn des Buches beschrieben, als besonders gesundheitsschädlich gilt. Wissenschaftler bezeichnen diese Wirkung als »Anti-Obesity-Effect«. Versuche mit Fettzellen von Mäusen und Menschen zeigen Folgendes: Ist die Kalziumkonzentration in den Zellen hoch, so wird die Fetteinlagerung gehemmt. Umgekehrt stimuliert eine niedrige Kalziumaufnahme die Zellen dazu, Fett zu speichern.

So viel Kalzium steckt in Ihren Lebensmitteln:
Kalziumgehalt von Lebensmitteln

Lebensmittel	Kalziumgehalt
Kiwi	38 mg / 100 g
Orange	42 mg / 100 g
Hüttenkäse	50 mg / 100 g
Kohlrabi	70 mg / 100 g
Lauch	87 mg / 100 g
Buttermilch	100 mg / 100 g
Fenchelgemüse	100 mg / 100 g
Mangold	100 mg / 100 g
Molke	103 mg / 100 g
Brokkoli	105 mg / 100 g
Quark	110 mg / 100 g
Joghurt (1,5 % Fett)	115 mg / 100 g
Milch (1,5 % Fett)	118 mg / 100 g
Spinat	126 mg / 100 g
Grünkohl	210 mg / 100 g
Brie	350 mg / 100 g
Appenzeller Käse	800 mg / 100 g
Gouda	800 mg / 100 g
Parmesan	1290 mg / 100 g

32 Milchprodukte

Kalzium kann in Ihrem Magen-Darm-Trakt Nahrungsfette zu Kalziumseifen binden. So kann eine kalziumreiche Ernährung tatsächlich dazu beitragen, dass die Aufnahme von Fettsäuren in Ihr Blut eingeschränkt wird und mehr Fette ungenutzt von Ihrem Körper ausgeschieden werden. Wissenschaftlich nachgewiesen ist diese Wirkung durch den Verzehr von Milchprodukten. Durch die Einnahme von Nahrungsergänzungsmitteln konnte in Untersuchungen nicht der gleiche Effekt erzielt werden. Man vermutet daher, dass diese Wirkung auch auf sekundären Inhaltsstoffen der Milch beruht, wie Molkenproteinen, speziellen Fettsäuren (konjugierte Linolsäure) und Aminosäuren (Valin, Leucin, Isoleucin).

Die Top 7 für Ihre Kalziumversorgung

- 1 Fettarme Trinkmilch
- Buttermilch
- Molke
- Joghurt
- Magerquark
- Körniger Frischkäse
- Parmesan

33 Kilo-Killer aus dem Meer

Es gibt tatsächlich Fettsäuren, durch deren Verzehr Sie Ihren Abnehmerfolg steigern können. Sogenannte mehrfach ungesättigte Fettsäuren führen zu einer gesteigerten Fettverbrennung in Ihrem Stoffwechsel, sodass Ihre Fettpölsterchen gleich viel leichter dahinschmelzen. Zu diesen Fettsäuren gehören zum Beispiel Omega-3-Fettsäuren, die Ihren Stoffwechsel noch zusätzlich direkt beim Abnehmen unterstützen: Sie steigern die sogenannte Thermogenese, also die Abgabe von Energie (Kalorien) in Form von Wärme über Ihre Haut. Besonders reich an diesen wertvollen Fettsäuren sind fettreiche Seefische. Essen Sie daher zwei- bis dreimal pro Woche eine Fischmahlzeit zur Unterstützung Ihres Abspeckvorhabens. Dabei können Sie auch auf Tiefkühlware, Räucherprodukte oder Konserven zurückgreifen. Geeignete Fischsorten sind Makrele, Hering, Sardine, Lachs oder Thunfisch.

34 Meiden Sie Glutamat

Kennen Sie das auch? Kaum ist eine Tüte Chips angebrochen, ist man kaum zu stoppen. Schuld an diesem Phänomen ist der Zusatzstoff Glutamat oder auch E 620-625. Dieser imitiert einen würzigen Geschmack und regt gleichzeitig Ihren Appetit an. Seit Längerem ist bekannt, dass Glutamat zu veränderten Geschmacksvorlieben führt und unser Essverhalten manipuliert. Studien zeigen, dass Glutamat die Appetitregulation des Sättigungszentrums im Gehirn beeinflusst und so die Entstehung von Übergewicht fördert. Greifen Sie der Figur zuliebe zu naturbelassenen Lebensmitteln und meiden Sie Fertigprodukte. Der Geschmacksverstärker Glutamat steckt nicht nur in Knabberprodukten, Suppen und Soßen, sondern auch in vielen Fast-Food-Produkten und Fleischerzeugnissen. Studieren Sie die Zutatenliste genau und lassen Sie Produkte, die Glutamat oder auch E 620-625 enthalten, am besten gleich im Supermarktregal liegen.

35 Trinken Sie sich schlank

Eine gute Flüssigkeitsversorgung ist das A und O für Ihre erfolgreiche Gewichtsabnahme. Nur so bleibt Ihr Stoffwechsel auch wirklich aktiv, und Ihre Verdauung kommt so richtig in Fahrt. Reichliches Trinken entlastet Ihren Körper aber auch deutlich in Ihren Abspeckzeiten. Denn beim Einschmelzen Ihrer Fettpölsterchen entstehen ganz verschiedene Stoffwechselprodukte, die über Ihre Nieren ausgeschieden werden müssen. Wenn Sie Ihre Nieren jetzt gut spülen, unterstützen Sie das Abspecken bereits. Gleichzeitig beugen Sie Heißhungerattacken vor: Durst kann nämlich in Ihrem Körper auch Hungergefühle oder sogar Heißhunger auslösen. Denn für beide Wahrnehmungen sind in Ihrem Organismus die gleichen Signalstellen zuständig. So essen Sie oft ganz unbewusst etwas, obwohl Sie eigentlich nur Durst haben.

7 Trink-Tipps für Ihre schlanke Figur

- Gönnen Sie sich öfter mal ein Glas Tomaten- oder Gemüsesaft. Das macht nicht nur satt, sondern versorgt Ihren Körper auch mit wertvollen sekundären Pflanzenstoffen.
- Gewöhnen Sie sich daran, vor jeder Mahlzeit zwei große Gläser Mineralwasser zu trinken. So meldet sich Ihr Sättigungsgefühl einfach viel schneller.
- Auch wenn sich der Hunger bei Ihnen meldet, sollten Sie zunächst einmal reichlich Wasser trinken. Oft ist Ihr Hunger dann schon gestillt.
- Versuchen Sie, jeden Tag etwa zwei Liter Mineralwasser zu trinken, das reich an Magnesium und Kalzium ist.
- Aromatisieren Sie Ihr Wasser mit etwas Zitronensaft, das schützt Ihren Körper vor einer Übersäuerung beim Abnehmen. Denn der saure Zitronensaft ist für Ihren Körper ein hervorragender Basenbildner.
- Schwarzer Tee, grüner Tee, Früchtetee und Kaffee halten Ihre Hungergefühle im Zaum.

- Warme Getränke sind manchmal wahre Seelentröster, und das ganz besonders, wenn es Ihren Pfunden an den Kragen gehen soll. Ersetzen Sie Kaffee oder Tee mal durch etwas heiße Brühe, die Sie in kleinen Schlukken genießen.

36 Mineralwasser mit Kohlensäure

Gerade in Abnehmphasen wird Ihre Verdauung gerne etwas träge. Trinken Sie in diesem Fall jeden Tag zwei Liter Wasser, denn meistens fehlt Ihrem Darm einfach nur Flüssigkeit. Wählen Sie hier ein Mineralwasser, das reich an Kohlensäure ist. Hinter dem Begriff Kohlensäure verbirgt sich das Gas »Kohlendioxid«, das hier in wässriger Lösung vorliegt. Bereits in Ihrem Mund sorgt Kohlensäure für eine bessere Durchblutung. Kohlensäure regt aber auch Ihren Magen und Darm an, sodass Ihre Verdauung beschleunigt wird. Auf Ihrem Weg zur schlanken Linie ist das sprudelnde Elixier also Ihr idealer Partner: Es hat keine Kalorien, mindert Hungergefühle, regt die Verdauung an und beugt Mineralstoffmangel vor. Achten Sie beim Kauf auf den Mineralstoffgehalt Ihres Mineralwassers. Die Unterschiede sind enorm. Wählen Sie ein Wasser mit

- mindestens 150 mg Kalzium pro Liter
- mindestens 50 mg Magnesium pro Liter

37 Grüner Tee fördert das Abspecken

Grüner Tee gilt nicht nur als ausgesprochen gesund, sondern hilft Ihnen auch tatsächlich beim Abnehmen. Er ist besonders reich an Polyphenolen (Pflanzenstoffe), die sich in einem heißen Teeaufguss gut lösen. Hauptwirkstoff ist das Epigallocatechingallat (EGCG, ein höchst wirksames Antioxidans), das Ihren lästigen Fettpölsterchen gleich mehrfach zu Leibe rückt. Der vielseitige Wirkstoff fördert nicht nur Ihre Fettverbrennung, sondern beugt auch einem Fettansatz vor. Bereits vier bis fünf Tassen grüner Tee am Tag verringern Ihre Fettspeicherung nach dem Essen deutlich.

So brühen Sie Ihren Abspecktee richtig auf:

- Brühen Sie grünen Tee niemals mit kochendem Wasser auf, um die wertvollen Inhaltsstoffe zu erhalten.
- Bringen Sie das Teewasser zum Kochen und lassen Sie es auf etwa 80 Grad abkühlen.

- Verwenden Sie etwa 11–13 Gramm grünen Tee für einen Liter Wasser. Ein normaler Teelöffel entspricht etwa 3 Gramm Tee.

38 Dickmacher Alkohol?

Was vielen Menschen nicht bewusst ist: Alkoholische Getränke sind eine echte Kalorienbombe! Ein Viertel Wein enthält ungefähr 160 Kalorien, ein halber Liter Lagerbier etwa 220 Kalorien – Letzteres entspricht ungefähr dem Kaloriengehalt einer halben Tafel Schokolade. Gleichzeitig regt Alkohol Ihren Appetit an – aus diesem Grund trinkt man ihn schließlich als Aperitif. Und wenn Sie dann erst einmal in weinseliger Stimmung sind, verlieren Sie leicht den Überblick, wie viel Käse oder Knabbereien Sie so nebenbei verputzen. Alkohol liefert Ihrem Körper fast so viele Kalorien wie Fett. Ist Ihr Körper durch Alkohol bereits mit Energie versorgt, blockiert das Ihre körpereigene Fettverbrennung. Falls Sie nicht ganz verzichten möchten, gönnen Sie sich an zwei Tagen in der Woche ein Glas trockenen Wein – möglichst gestreckt, als Weinschorle.

39 Schützen Sie sich vor Übersäuerung

Diäten und Fastenkuren können zu einer Säurebelastung Ihres Körpers führen. Auch Lebensmittel bilden je nach Zusammensetzung in Ihrem Körper in unterschiedlich starkem Maße Säuren oder Basen. Als Richtlinie gilt dabei: Eiweiß wirkt eher säurebildend, Kohlenhydrate eher basenbildend, und Fette verhalten sich neutral.

Trinken Sie reichlich Mineralwasser mit einem hohen Anteil Hydrogencarbonat (mindestens 1 300 mg HCO_3 pro Liter) zur Verbesserung der Pufferkapazität Ihres Körpers. Reichern Sie Ihren Speiseplan mit mehr basenbildenden Lebensmitteln wie Gemüse, Obst, Zitrussäfte und Kartoffeln an. Verzehren Sie eiweißreiche Lebensmittel wie Fleisch, Wurst, Fisch, Eier oder Milchprodukte niemals allein, sondern immer zusammen mit Basenbildnern (Salat, Gemüse, Kartoffeln). Lassen Sie sich nicht vom Geschmack beirren: Was sauer schmeckt, muss noch lange kein Säurebildner sein – Zitrusfrüchte, Kiwi oder Ananas sind beispielsweise gute Basenbildner. Auch milchsaures Gemüse wie Sauerkraut, Sauerbohnen oder Oliven haben eine basische Wirkung. Die belastenden Säuren entstehen erst durch den Ab- und Umbau der Lebensmittel in Ihrem Stoffwechsel.

Entdecken Sie mithilfe der folgenden Tabelle die Säurebelastung von Lebensmitteln – Minuswerte stehen für Basenbildner, Pluswerte für Säurebildner. Hinter dem Kürzel PRAL verbirgt sich übrigens der Ausdruck »potential renal acid load«, zu Deutsch: die potenzielle Säurebelastung, die unsere Nieren nach dem Verzehr eines Lebensmittels ertragen müssen.

Säurebelastung von Lebensmitteln

Lebensmittel	PRAL-Wert
Kartoffeln	– 4,0
Früchte, Fruchtsäfte	– 3,1
Gemüse	– 2,8
Fette, Öle	0,0
Milch, Milchprodukte	+ 1,0

Brot	+ 3,5
Nudeln	+ 6,7
Fisch	+ 7,9
Fleisch	+ 9,5

40 Jeder Schritt zählt

Vergessen Sie teure Diätpillen und die neuesten Wunder-
mittel zum Abspecken. Das wirksamste Medikament für
Ihren Abspeckerfolg heißt einfach nur Bewegung. Durch
körperliche Aktivität verbrennen Sie nicht nur Kalorien,
sondern bringen ganz unterschiedliche Abläufe in Gang,
mit denen es Ihrem Hüftgold an den Kragen geht. Durch
jede Art von körperlicher Bewegung verbraucht Ihr Körper zunächst Energie und verbrennt Kalorien. Gleichzeitig wird aktive Muskelmasse aufgebaut, die zusätzlich
Energie verbraucht, auch wenn Sie gerade nicht in Bewegung sind – traumhaft, oder? Wenn Ihnen das Abspecken
schwerfällt, können Sie Ihren Körper durch etwas Bewegung regelrecht in Abnehmlaune versetzen. Keine Sorge,
dazu müssen Sie keine sportlichen Höchstleistungen er-
bringen – jeder Schritt zählt.

KILLER-TIPP

Zählen Sie doch einfach mal Ihre Schritte! Etwa 6000 Schritte am Tag sind die Basis für Ihr Abnehmprojekt, 10 000 Schritte pro Tag sind Ihr Ziel für eine dauerhafte Gewichtsabnahme. Bleiben Sie täglich unter 2500 Schritten, ist es höchste Zeit, etwas aktiver zu werden.

41 Ran an die Muckis

Ganz im Gegensatz zu Ihrem Fettgewebe sind Ihre Muskeln ein sehr aktives Gewebe, das reichlich Energie (Kalorien) verbrennt. Je mehr Muskelmasse Sie aufbauen, desto mehr Energie verbraucht Ihr Körper. Und das funktioniert sogar dann, wenn Sie sich gar nicht bewegen, also wenn Sie auf dem Sofa sitzen oder nachts einfach schlafen. Dass dies funktioniert, haben wir der sogenannten Thermogenese zu verdanken, der Produktion von Wärme durch die Verbrennung von Energie, also Kalorien. Menschen mit hartnäckigen Gewichtsproblemen sind vermutlich nur in geringem Maße in der Lage, überschüssige Energie in Form von Wärme abzustrahlen, während »schlanke Vielesser« ihre Wärmeproduktion nach dem Essen deutlich steigern. Fraglich ist dabei, ob diese Veranlagung in unseren Genen liegt oder ob die Thermogenese mit einer wachsenden Speckschicht abnimmt. Sicher ist aber, dass Sie Ihre Thermogenese durch kräftige Muskeln und körperliche Bewegung steigern können und dass dieser Effekt durch Trägheit und Bewegungsarmut verkümmert.

Daher heißt die Devise: runter von der Couch und ran an den Muskelaufbau. Dann schmelzen Ihre Fettpölsterchen wie von Geisterhand dahin. Investieren Sie zwei Stunden pro Woche in Ihr Bewegungsprogramm und Sie werden den Trainingserfolg schon nach ganz kurzer Zeit deutlich spüren!

Ihr Abnehmturbo: zwei Stunden Bewegung pro Woche

- Zügiges Gehen
- Walking, Nordic Walking
- Laufen
- Rad fahren
- Schwimmen
- Skilanglaufen
- Tanzen
- Aquafitness
- Wandern
- Alternative: Gehen Sie mindestens 5,5 Stunden pro Woche spazieren.

42 Bei Atem bleiben

Achten Sie darauf, dass Sie beim Sport nicht zu stark
aus der Puste kommen. Nur wenn Ihre Muskeln gut mit
Sauerstoff versorgt sind, wird auch während der Bewegung tatsächlich Fett verbrannt. Atmen Sie beim Sport
immer gleichmäßig und tief – das wirkt wie eine Sauerstoffdusche und bringt Ihre Fettverbrennung zusätzlich
in Fahrt.

43 Lassen Sie Ihre Hormone tanzen

Durch körperliche Bewegung verbrennen Sie nicht nur Kalorien, sondern kurbeln auch die Produktion von Hormonen (z.B. Adrenalin, Noradrenalin) in Ihrem Körper an. Diese Hormone haben die Aufgabe, Ihre Fettreserven aus den Depots zu locken, um daraus Energie zu gewinnen. Immer wenn Sie körperlich aktiv werden, leeren Sie nicht nur die Speicher im Fettgewebe, sondern vermindern auch das Einlagern von neuen Fettreserven auf den Hüften. Jede Form von Bewegung, zu jedem erdenklichen Zeitpunkt, unterstützt das Abspecken. Trotzdem gibt es bestimmte Zeiten, in denen sich Ihr Training besonders positiv auswirkt:

Tipp für Frühaufsteher. Beginnen Sie morgens – schon vor dem Frühstück – mit Ihrer Bewegung. So können Sie Ihre nächtliche Fettverbrennungsphase noch ein wenig verlängern. Achten Sie darauf, dass Sie auf keinen Fall aus der Puste kommen, das behindert Ihren Abspeckerfolg nur (siehe Tipp 42).

Tipp für Morgenmuffel. Wenn Sie abends laufen, walken oder ein wenig Rad fahren, steigern Sie die Fettverbrennung in der Nacht. Durch den sogenannten Nachbrenneffekt ist Ihr Kalorienverbrauch auch nach dem Sport noch erhöht.

44 Stress lass nach

In Stresssituationen ist Ihr Körper besonders aktiv und verbraucht dadurch zunächst sogar viele Kalorien. Doch wenn sich Stress bei Ihnen zu einer Dauerbelastung entwickelt, spielen Ihre Stresshormone hier eine ganz tückische Rolle: Sie nehmen direkten Einfluss auf Ihr Gehirn. Ständiger Stress kann zu einer Gewöhnung Ihres Gehirns an die Signale der Stresshormone führen. Ihr Stresssystem erfüllt dann nicht mehr seine wichtigste Aufgabe: Ihr Gehirn mit Energie aus den eigenen Körperspeichern zu versorgen. Das ausgesprochen egoistische Gehirn fordert dann eine vermehrte Nahrungsaufnahme, um seine Energieversorgung zu sichern. In der Folge melden sich bei Ihnen immer dann Hungergefühle, wenn Stresshormone in Ihrem Gehirn aktiv werden.

Besonders tückisch ist das Stresshormon Cortisol. Es hemmt appetithemmende Botenstoffe, weckt Ihr Hun-

KILLER-TIPP

Körperliche Bewegung ist die wirksamste Maß-
nahme zum Abbau von Stresshormonen. Ideal: mindestens 30 Minuten pro Tag.

- Nutzen Sie Pausen und Ihren Feierabend zu Spa-
  ziergängen.
- Besuchen Sie Ihre Kollegen im Büro, statt eine E-
  Mail zu schreiben.
- Jedes Treppenhaus ist ein kleines Fitnesscenter für
  zwischendurch.
- Gehen Sie mal wieder in der Stadt einkaufen, statt
  den Internet-Shop zu besuchen.
- Hilfreich sind Entspannungsverfahren wie Yoga
  oder die Progressive Muskelentspannung.

gergefühl und fördert die Insulinausschüttung. Ein hoher
Insulinspiegel signalisiert Ihrem Körper, dass ihm Zucker
fehlt. Typische Folge: ein nagender Heißhunger auf Süßes. Alles, was Sie jetzt essen, wird durch den hohen Insulinspiegel direkt verarbeitet und bei Bewegungsmangel in Ihre Fettdepots eingelagert. Stehen Sie weiter unter

Stress, ist das Hormon Cortisol noch aktiv, das die Fettspeicherung fördert. Besonders viele Andockstellen für
dieses Hormon befinden sich in Ihrem Bauchfett. Das
erklärt, warum das Stresshormon Ihren Bauchspeck mästet.

45 Schlafen Sie sich schlank

Wenn Sie nachts schlafen, herrscht in Ihrem Körper keineswegs »Ruhe«. Jetzt stehen alle Zeichen auf Regeneration und Erholung. Jede Nacht, ungefähr 70 Minuten, nachdem Sie eingeschlafen sind, wird das sogenannte Wachstumshormon besonders aktiv. Während Sie sanft schlummern, sorgt es dafür, dass Fett aus Ihren Fettzellen abgebaut und in Energie umgewandelt wird. Damit das Wachstumshormon bei Ihnen so richtig in Fahrt kommt, ist eine gute Versorgung mit Eiweiß besonders wichtig. Außerdem braucht das Hormon für seine Arbeit reichlich Vitamin C und B-Vitamine. Neben eiweißreichen Lebensmitteln bereichern daher frisches Obst und Gemüse im Idealfall Ihren abendlichen Speisplan. Ein Salat mit magerem Fleisch oder Fisch, ein Gemüseeintopf mit Hülsenfrüchten oder Tomaten mit Mozzarella sind ein gute Wahl für Ihr Abendessen.

46 20 Minuten für Ihre Figur

Wenn Sie Ihre Mahlzeiten sehr schnell herunterschlingen, nehmen Sie automatisch größere Portionen zu sich. Denn es dauert eine ganze Weile, bis sich das Sättigungsgefühl bei Ihnen meldet. Das führt dazu, dass sich Ihr Magen mit der Zeit an die großen Portionen gewöhnt. Schließlich sind immer größere Nahrungsmengen nötig, bis er Ruhe gibt und sich das Hungergefühl verzieht. »Diäterfahrene« sprechen dann gerne von einer Magenerweiterung, die das Abnehmen so mühsam macht. Das Problem bekommen Sie aber leicht in den Griff: Um dem entgegenzuwirken, genießen Sie Ihr Essen langsam und kauen Sie gründlich. So erziehen Sie Ihren Magen regelrecht dazu, sich auch mit kleineren Portionen zufriedenzugeben. Faustregel: Es dauert etwa 20 Minuten, bis Sie ein Sättigungsgefühl spüren.

47 Rote Teller bremsen Ihren Hunger

Eine Forschergruppe der Uni Basel hat herausgefunden: Von roten Tellern essen Sie automatisch weniger als zum Beispiel von weißem oder blauem Geschirr! Dazu haben die Wissenschaftler ihren Versuchspersonen Salzbrezeln von weißen und bunten Tellern aufgetischt. Wer die Snacks von roten Tellern genießen durfte, verspeiste sehr viel weniger davon als die anderen. Die Forscher vermuten hier einen unbewussten Effekt, der damit zusammenhängt, dass wir die Farbe Rot als Warnung wahrnehmen. Vor roten Ampeln müssen wir anhalten, Warnschilder sind rot, Rot ist eine Signalfarbe für Gefahr. In diesem Fall steht auf dem imaginären »Teller-Warnschild«: Stopp, nicht so viel essen! Das Ganze funktioniert auch bei Getränken. Versuchspersonen, die Limo aus roten Bechern serviert bekamen, tranken weniger als die, denen die süßen Getränke in blauen und weißen Bechern vorgesetzt wurden.

48 Einladungen? Kein Problem!

Einladungen können zu einem echten Albtraum werden, wenn Sie gerade an Ihrer Wunschfigur basteln. Viele Gastgeber sind ausgesprochen besorgt um das leibliche Wohl ihrer Gäste. Dann wird ständig nachgeschenkt und dazu ermuntert, auch vom Essen Nachschlag zu nehmen. Dabei sind Sie froh, gerade so erfolgreich mit Ihrem Abspeckvorhaben zu sein, und geraten ganz leicht in eine Zwickmühle.

Strategie 1: Sie gehen in die Offensive. Bedanken Sie sich für die Einladung und sprechen Sie bereits im Vorfeld an, dass Sie gerade abnehmen, sich aber trotzdem auf das Treffen freuen. Ein aufmerksamer Gastgeber wird Sie jetzt bereits fragen, was Sie dennoch essen dürfen.

Strategie 2: Sie hüten Ihr kleines Geheimnis. Thematisieren Sie Ihre Gewichtsabnahme erst gar nicht. Dieses Thema weckt nicht selten so manchen Besserwisser aus seinem Dornröschenschlaf. Essen Sie, was Ihnen schmeckt, aber einfach sehr langsam. Betonen Sie, dass es sehr gut schmeckt, aber dass Sie es einfach nicht gewöhnt sind, so viel zu essen. Zur Not ziehen Sie die Reißleine und klagen über eine kleine Unpässlichkeit, das wird in der Regel hingenommen.

4∃ Überlisten Sie Ihr Unterbewusstsein

Kommt Ihnen das bekannt vor: Plötzlich stehen Sie vor dem geöffneten Kühlschrank und wissen nicht, wie Sie dort hingekommen sind? Ich sage nur: Herzlich willkommen in Ihrem Unterbewusstsein – einer der größten Kontrollmechanismen bei Ihren Essbedürfnissen. Ihr Unterbewusstsein reguliert lebensnotwendige Vorgänge, während Ihre bewussten Gedanken mit anderen Problemen beschäftigt sind. Das ist auch genau der Grund, warum Sie mit der Kontrolle Ihres Willens beim Abnehmen leicht scheitern. Schreiben Sie alle Situationen auf, in denen Sie so ganz nebenbei zu Essbarem greifen. Entwickeln Sie für jede Situation Ihre ganz eigene Reaktion, mit der Sie die Lage ab heute automatisch meistern. Hier einige Beispiele: Wenn Sie Ihren Kühlschrank unbewusst öffnen, greifen Sie einfach automatisch zur Wasserflasche und knabbern etwas Gemüse. Ertappen Sie sich vor dem Schrank mit Knabbereien, erinnert Sie ein Zettel an Ihr Ziel:

»Ich will schlanker werden – gleich einen Apfel essen.« Ehe Sie an der Bratwurstbude die Geldbörse öffnen, sagen Sie sich: »Eine Wurst hat genauso viele Kalorien wie ein ganzes Mittagessen.« Kaufen Sie sich dann ein Brötchen ohne Wurst beim Bäcker.

50 Keine Angst vor Rückfällen

Wenn Sie sich erfolgreich von Ihren Pfunden befreit haben, sollten Sie zunächst mal stolz auf sich sein. Sie sind aber noch nicht so richtig über den Berg, denn Ihr Körper hat das alte Gewicht noch nicht vergessen und wird versuchen, die verlorenen Pölsterchen wieder aufzufüllen. Schließlich handelt es sich dabei um Energiereserven, die das Überleben in mageren Zeiten sicherstellen. Fallen Sie jetzt nicht wieder in alte Gewohnheiten zurück und versuchen Sie, Ihr Gewicht zu halten. Kontrollieren Sie gerade in der ersten Zeit Ihr Gewicht noch regelmäßig und prüfen Sie auch mit dem Maßband, wie sich Ihre Figur entwickelt. Wenn Sie merken, dass Sie wieder etwas zugelegt haben, sollten Sie möglichst schnell eingreifen, ehe sich wieder ein massives Gewichtsproblem entwickelt. Essen Sie wieder etwas bewusster und halten Sie Ihren Stoffwechsel vor allem durch körperliche Bewegung auf Trab.

Der ultimative Kilo-Killer-Tag

So, und nun genug der grauen Theorie –
jetzt geht es an das ganz praktische Umsetzen
der zahlreichen Ratschläge in diesem Buch.
Der exemplarische Kilo-Killer-Tag soll Ihnen
dabei ein erster Anstoß sein.

Der perfekte Start

Trinken Sie gleich nach dem Aufstehen zwei große Gläser
Wasser. So bringen Sie Ihren Stoffwechsel in Fahrt. Nut-
zen Sie den Weg ins Büro zu etwas Bewegung. Steigen
Sie beispielsweise eine Haltestelle früher aus und gehen
Sie den Rest zu Fuß.

Lassen Sie niemals das Frühstück ausfallen, um Kalorien
zu sparen. Die fatale Folge sind dann oft Heißhungeran-
fälle, die das unkontrollierte »Zwischendurch-Essen« för-
dern: Und das ohne schlechtes Gewissen, denn man hat
ja schließlich auf das Frühstück verzichtet. Mit Vollkornprodukten (Brot, Müsli, Getreideflocken) starten Sie ideal

in den Tag. Sie sind reich an Ballaststoffen, die in Ihrem Magen aufquellen und ein wohliges, lang anhaltendes Sättigungsgefühl auslösen.

Hier habe ich drei Rezepte für Sie zusammengestellt, die einen optimalen Start in den Tag bieten. Die Zutaten sind jeweils für eine Portion.

Porridge mit Himbeeren
Für 1 Person
15 Min.

50 g Haferflocken · 1 Prise Salz · 100 ml fettarme Milch (1,5 % Fett) · 200 g Joghurt (1,5 % Fett) · 150 g Himbeeren (frisch oder TK) · 1 TL Zitronensaft · Süßstoff nach Geschmack

- Die Haferflocken mit Salz, ¼ Liter Wasser und der Milch aufkochen. Unter Rühren und bei milder Hitze etwa 10 Minuten ausquellen lassen.
- Joghurt und Himbeeren mischen, mit Zitronensaft und Süßstoff abschmecken. Den Himbeerjoghurt zum Porridge servieren.

Tipp

Die Himbeeren können Sie auch durch Brombeeren, Heidelbeeren, Erdbeeren oder 1 Pfirsich ersetzen.

Fitness-Müsli

Für 1 Person

10 Min.

2 Kiwi · 200 g Apfelkompott ohne Zuckerzusatz ·
1 EL Sanddornsaft · 3 EL Haferflocken · 2 EL Haferkleieflocken · 200 ml Kefir (oder Buttermilch, fettarme Milch, Sojamilch) · Süßstoff nach Geschmack

- Kiwis schälen und in Scheiben schneiden. Apfelkompott und Sanddornsaft darunter mischen und Haferflocken und Haferkleieflocken darüber streuen.
- Den Kefir über das Müsli geben und mit Süßstoff abschmecken. Das Müsli etwas durchziehen lassen und servieren.

Kräuter-Omelette

Für 1 Person
10 Min.

2 Eier · 2 EL Milch · Kräuter nach Wunsch (z. B. Schnitt-
lauch, Petersilie, Rucola – frisch oder TK) · Salz &
Pfeffer · 200 g Tomaten · 1 TL Olivenöl · 1 Scheibe Vollkornbrot

- Die Eier mit der Milch, den gehackten Kräutern, etwas
  Salz und Pfeffer schaumig schlagen. Die Tomaten wür-
  feln.
- Das Öl in einer beschichteten Pfanne erhitzen und bei
  mittlerer Hitze das Omelett backen.
- Das Omelett auf der Scheibe Brot servieren und die
  Tomatenwürfel dazu genießen.

Mahlzeit! Gerichte fürs Büro

Natürlich soll auch in der Mittagspause für leckere und figurfreundliche Verpflegung gesorgt sein. Die folgenden Rezepte können Sie bereits zu Hause vorbereiten und dann einfach an den Arbeitsplatz mitnehmen.

Zucchini-Frittata
Für 1 Person
60 Min.

400 g Zucchini · Salz & Pfeffer · 1 EL Olivenöl · 2 Frühlingszwiebeln · 2 Eier · 1 EL frisch geriebener Parmesan · Cayennepfeffer

- Den Backofen auf 200 Grad Celsius vorheizen. Die Zucchini waschen und auf der Reibe fein raspeln. Anschließend salzen und pfeffern.
- Eine Auflaufform einölen. Zucchini und die in feine Streifen geschnittenen Frühlingszwiebeln einfüllen.
- Eier mit Parmesan und Cayennepfeffer verquirlen und über das Gemüse gießen. Die Frittata mit Alufolie ab-

decken und circa 50 Minuten bei 200 Grad im Ofen backen. Die Alufolie für die letzten 10 Minuten entfernen.

Tipp

Die Frittata schmeckt warm und kalt und man kann sie prima mitnehmen. Am besten gleich auf Vorrat zubereiten. Bei großen Portionen verlängert sich die Garzeit.

Rote Grütze mit Vanille-Joghurt

Für 1 Person
20 Min.

3 Blatt Gelatine · 300 g gemischte Beeren (frisch oder TK) · Süßstoff nach Geschmack · 1 Vanilleschote · 1 EL Limonensaft · 150 g cremiger Joghurt (1,5 % Fett)

- Die Gelatine in kaltem Wasser einweichen. Die Beeren putzen, waschen und gut abtropfen lassen.
- Die Beeren mit 3 EL Wasser erhitzen und kurz aufkochen. Die Grütze vom Herd ziehen und die Gelatine unterziehen. Die Grütze auskühlen lassen, mit Süßstoff abschmecken und im Kühlschrank fest werden lassen.

- Das Mark aus der Vanilleschote kratzen und mit dem Limonensaft unter den Joghurt rühren. Mit Süßstoff abschmecken. Gemeinsam mit der roten Grütze servieren.

Tipp

Wenn es schnell gehen muss, verwenden Sie 200 g fertige Rote Grütze aus dem Supermarkt.

Bunter Brokkolisalat

Für 1 Person
15 Min.

250 g Brokkoli (frisch oder TK) · 1 Scheibe gekochter Schinken · 150 g Joghurt (1,5 % Fett) · 1 EL Zitronensaft · ½ TL Currypulver · Salz & Pfeffer · 100 g Mais · 30 g geriebener Emmentaler

- Den Brokkoli in kochendem Salzwasser bissfest blanchieren, abkühlen lassen und in kleine Stücke schneiden. Den Schinken in feine Streifen schneiden.
- Joghurt mit Zitronensaft, Currypulver, Salz und Pfeffer verrühren. Mais, Schinken, Käse und Brokkoli unter die Joghurtsoße ziehen.

Stresshormone vertreiben

Wenn Sie während des Arbeitstags stressbedingte An-
spannungen verspüren, ist es ideal, sich möglichst zeitnah
abzureagieren. Es ist gar nicht so schwer – schon kleine
Schritte sind eine Hilfe:

- Gehen Sie im Büro einfach ein paar Schritte.
- Vergessen Sie den Lift und steigen Sie lieber Treppen.
- Nutzen Sie Pausen oder den Feierabend zu einem klei-
  nen Spaziergang.
- Recken und strecken Sie sich mal so richtig.
- Atmen Sie am geöffneten Fenster öfter mal tief ein.
- Leben Sie Ihre Wut aus: Ein kleiner Wutball oder zer-
  knülltes Papier neben dem Papierkorb helfen Ihnen
  beim Abreagieren. Ein befreiender Schrei oder ein
  Schlag auf das Lenkrad erleichtern Sie beim Autofah-
  ren.

Atmen Sie Ihren Stress einfach weg

In Stresssituationen atmen Sie durch die Anspannung oft nur noch flach, sodass Ihrem Körper einfach Sauerstoff fehlt. Verstärkt wird dieses Problem durch bestimmte Körperhaltungen, wenn Sie beispielsweise gekrümmt am Schreibtisch oder im Auto sitzen. Hier hilft Ihnen die sogenannte Bauchatmung, die sich wie eine Sauerstoffdusche auf Ihren Körper auswirkt. Versuchen Sie es gleich mal.

Die Bauchatmung können Sie im Sitzen oder Liegen anwenden. Ideal ist es, wenn Sie sich auf den Rücken legen und die Beine so anwinkeln, dass Ihre Füße auf dem Boden stehen. Führen Sie jetzt Ihre Hände auf dem Bauch zusammen, bis sich Ihre Mittelfinger über dem Bauchnabel berühren. Atmen Sie bewusst und langsam ein. Dabei hebt sich der Bauch, und Ihre Finger gleiten auseinander. Halten Sie den Atem für eine Sekunde an. Atmen Sie langsam aus, bis sich Ihre Finger wieder berühren. Wiederholen Sie die Übung mehrmals, und atmen Sie zum Schluss kräftig aus.

Figurschmeichelnde Zwischensnacks

Wenn der kleine Hunger zwischendurch einsetzt, lockt uns gerne mal unsere mit Schokoriegeln und Keksen gefüllte Schreibtischschublade – aber das muss nicht sein. Hier folgen ein paar Snacks, die unsere Lust auf Süßes oder Knackiges stillen, ohne dabei direkten Kurs auf unsere Hüften zu nehmen.

Joghurt mit Dörrobst

Für 1 Person
5 Min.

3 getrocknete Aprikosen oder Pflaumen · 100 g Joghurt (1,5% Fett) · 2 TL Zitronensaft · Süßstoff nach Geschmack

- Die Früchte in Streifen schneiden und mit dem Joghurt und Zitronensaft mischen.
- Mit Süßstoff abschmecken und servieren.

Cranberry-Grütze

Für 1 Person

10 Min. + Abkühlzeit

150 g frische Cranberrys (alternativ TK) · 100 ml Wasser ·
Süßstoff nach Geschmack

- Die Früchte mit dem Wasser aufkochen und köcheln
  lassen, bis die Früchte platzen. Vom Herd ziehen und
  abkühlen lassen.
- Die Grütze mit Süßstoff abschmecken und servieren.

Rohkost-Knabberei

Für 1 Person

15 Min.

50 g Kräuterquark · frisches Gemüse nach Wunsch
(z.B. Gurken, Kohlrabi, Möhren, Fenchel, Paprika)

- Das Gemüse in mundgerechte Streifen oder Würfel
  schneiden und in den Quark gedippt genießen.

Endlich Feierabend!

Worauf freut man sich mit am meisten, wenn man nach Hause kommt? Klar, auf ein leckeres Essen in der gemütlichen heimischen Atmosphäre. Hier ein paar Anregungen, wie Sie den Tag figurfreundlich ausklingen lassen können.

Gebratener Fenchel

Für 1 Person
15 Min.

400 g Gemüsefenchel (alternativ Kohlrabi, Zucchini oder der Länge nach halbierter Chicorée) · 1 EL Olivenöl · 1 Tasse Gemüsebrühe · 20 g magere Schinkenwürfel ohne Fettrand · 30 g Mozzarellawürfel oder 2 EL geriebener Parmesan · Salz & Pfeffer

- Den Fenchel der Länge nach halbieren und in fingerdicke Streifen schneiden. Das Öl in einer beschichteten Pfanne erhitzen. Die Fenchelstreifen rundum anbraten.

- Die Hitze runterdrehen und die Brühe angießen. Die Schinkenwürfel über den Fenchel streuen und den Käse darauf verteilen.
- Einen Deckel auflegen und das Gericht weiter dünsten, bis der Käse geschmolzen ist. Vor dem Servieren mit Salz und Pfeffer abschmecken.

Lachs in Safrangemüse
Für 2 Personen
20 Min.

300 g Möhren · 150 g Zuckerschoten (oder Erbsen) · 400 ml Fischfond oder Gemüsebrühe · einige Fäden Safran · 150 g frisches Lachsfilet · Salz & Pfeffer · frischer Koriander oder Petersilie nach Geschmack

- Die Möhren schälen und in feine Stifte schneiden. Die Zuckerschoten waschen und halbieren.
- Den Fond mit dem Safran erhitzen und die Möhren etwa 5 Minuten darin ziehen lassen.
- Den Lachs in Streifen schneiden und mit den Zuckerschoten in die Suppe geben. Weitere 5 Minuten sieden (nicht kochen) lassen. Die Suppe mit Salz und Pfeffer

abschmecken und mit frischem Koriandergrün oder
Petersilie bestreut servieren.

Auberginen italiana

Für 2 Personen
60 Min.

400 g Auberginen · 1 EL Olivenöl · **Salz & Pfeffer** · 1 TL
Oregano · **400 g Tomatenstücke aus der Dose** · 50 g Mozzarella

- Den Backofen auf 200 Grad vorheizen. Die Auberginen
  in fingerdicke Scheiben schneiden. Mit Olivenöl einpinseln und in eine feuerfeste Form schichten.
- Auberginen mit Salz und Pfeffer würzen und etwa
  40 Minuten im Ofen backen, bis sie weich sind.
- Den Auflauf aus dem Ofen nehmen und Oregano darüber streuen. Tomatenstücke und gewürfelten Mozzarella auf den Auberginen verteilen. Anschließend wieder in den Ofen schieben und etwa 15 Minuten backen, bis der Käse geschmolzen ist.

Bunter Hack-Bohnen-Topf

Für 2 Personen

60 Min.

1 TL Olivenöl · 50 g Rindertatar oder mageres Hackfleisch · 200 g geschnittenes Suppengemüse · 1 TL Oregano · Cayennepfeffer nach Geschmack · 150 ml Gemüsebrühe · 400 g passierte Tomaten · 100 g kleine weiße Bohnen · Salz & Pfeffer · 1 EL Balsamessig · 1 große Paprikaschote · frische Petersilie nach Geschmack

- Das Olivenöl in einem großen Topf erhitzen. Das Tartar oder Hackfleisch darin krümelig anbraten. Das Suppengemüse zugeben und kurz mit andünsten. Oregano, Cayennepfeffer, Brühe und Tomaten zugeben. Den Eintopf 5 Minuten kochen lassen.

- Die Bohnen abspülen, abtropfen lassen und zu dem Eintopf geben. Weitere 5 Minuten köcheln lassen und anschließend mit Salz, Pfeffer und Balsamessig abschmecken.

- Die Paprika sehr fein würfeln und in der heißen Suppe kurz ziehen lassen. Mit Petersilie bestreut servieren.

Tipp

Am besten gleich auf Vorrat kochen. Die Suppe ist ein echter Sattmacher und lässt sich auch prima aufwärmen oder einfrieren.

So bauen Sie Ihren Stress am Abend ab

Jede Form von körperlicher Bewegung ist der natürlichste und wirksamste Weg, sich von Stresshormonen zu befreien. Ihr Körper wartet unter dem Einfluss von Stresshormonen ja geradezu darauf, dass Sie jetzt körperlich aktiv werden. Planen Sie daher jede Woche drei Trainingseinheiten von etwa 60 Minuten fest in Ihren Terminkalender ein. Notieren Sie auch, ob Sie Ihr Sportprogramm umgesetzt haben oder warum es nicht geklappt hat. Mein Tipp: Ihre körperliche Aktivität muss Ihnen Spaß machen. Wenn Sie sich zum Joggen zwingen oder ins Fitnessstudio quälen, bauen Sie zusätzliche Stresssituationen auf.

Unsere Leseempfehlung

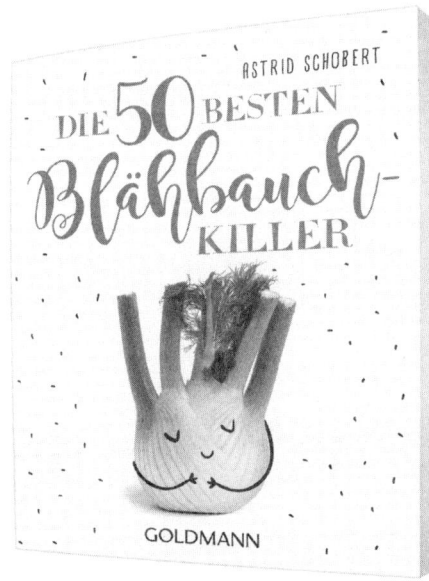

128 Seiten

Kommt Ihnen das auch bekannt vor: Was morgens noch wunderbar flach war, wölbt sich ab dem Nachmittag frech nach vorne, kneift uns abends und drückt wie eine kleine Kugel gegen den Hosenbund? Und das natürlich am liebsten dann, wenn man eigentlich im anschmiegsamen Lieblingskleid zu einer Verabredung wollte. Der leidige Blähbauch und unruhige Darm quält so manche von uns - aber jetzt ist Abhilfe in Sicht.

www.goldmann-verlag.de
www.facebook.com/goldmannverlag

GOLDMANN
Lesen erleben

Unsere Leseempfehlung

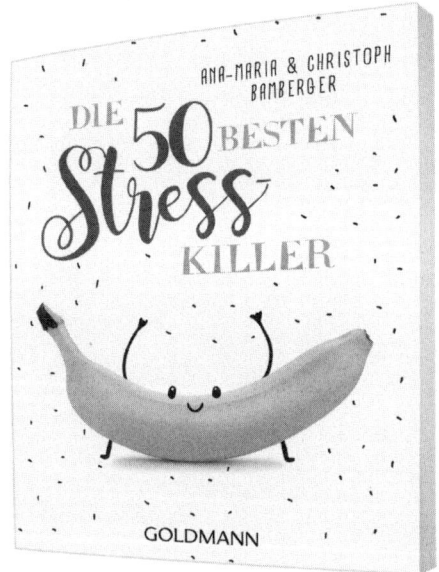

160 Seiten

Abgehetzt, müde und erschöpft? Schon morgens völlig kraftlos? Wenn Sie das kennen, sollten Sie schnell etwas Gutes für sich tun, bevor Stress und Burnout Sie aus der Bahn werfen! Keine Sorge, Sie müssen Ihr Leben nicht gleich komplett umkrempeln. Der Selbsttest hilft Ihnen dabei herauszufinden, wie gestresst Sie tatsächlich sind - und dann wählen Sie individuell die für Sie passenden Stresskiller aus.

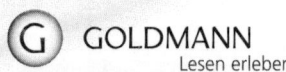

Unsere Leseempfehlung

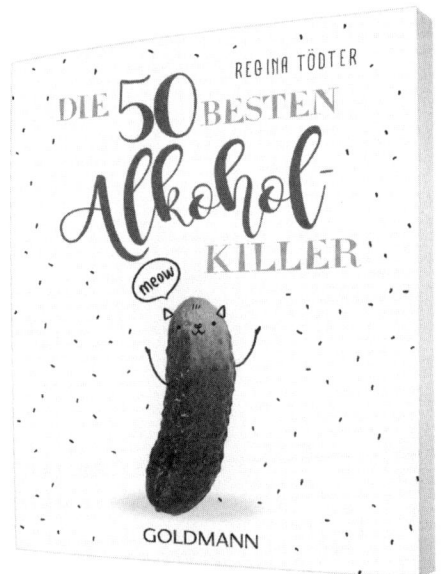

144 Seiten

Das obligatorische Glas Sekt zum Empfang, ein Bierchen am Feierabend, ein Glas Wein zum Fernsehprogramm oder dem Lieblingsbuch. Alkohol gehört einfach dazu – egal ob man allein ist, mit Freunden nett plaudert oder etwas feiert. Dies ist kein Alkohol-Verdammungs-Buch. Trinken Sie – und lassen Sie es sich schmecken. Wenn Sie aber das Gefühl haben, in letzter Zeit war es doch ein wenig viel, dann sind Sie hier genau richtig. Probieren Sie doch einfach mal aus, ob Ihnen eine Zeit »ohne« oder mit »ganz wenig« guttut.

www.goldmann-verlag.de
www.facebook.com/goldmannverlag

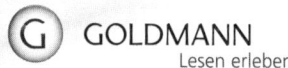

GOLDMANN
Lesen erleben

Unsere Leseempfehlung

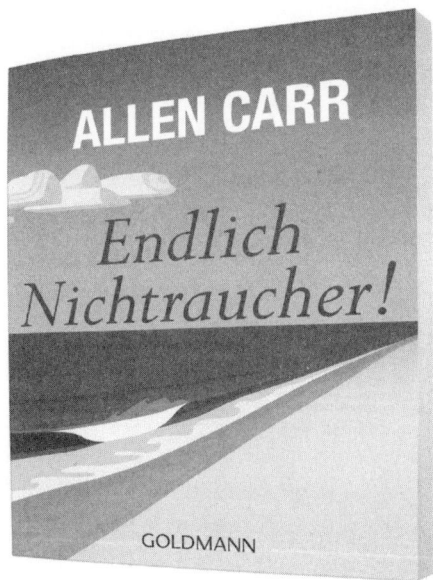

144 Seiten

All jenen, die bereit sind, mit dem Rauchen endgültig Schluss zu machen, zeigt dieses Buch den Weg. Mit Allen Carrs sensationeller und weltweit bekannter „Easyway"-Methode kann jeder in wenigen Wochen und ohne übermenschliche Willensanstrengung die körperliche und psychische Sucht überwinden, indem er seine Abhängigkeit kritisch hinterfragt und ihr schließlich aus Überzeugung den Rücken kehrt.

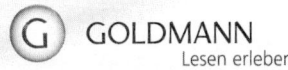

Unsere Leseempfehlung

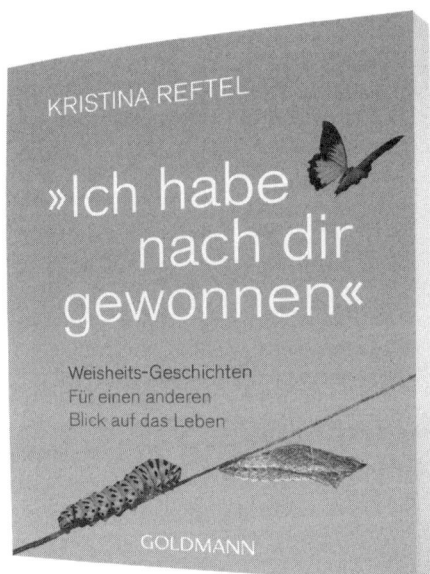

Was macht es aus, das Gefühl von Angenommen-Sein und Glück? Oft kommt es nur auf den Blickwinkel an. Zauberhaft und tiefsinnig sind die hier versammelten Geschichten vom ganz Alltäglichen. Sie geben Anstoß, vieles einmal von einer anderen Warte aus zu betrachten und daraus neue Möglichkeiten zu schöpfen. Ein ganz besonderes Lesebuch für stille Momente, das den Alltag bereichert.

www.goldmann-verlag.de
www.facebook.com/goldmannverlag

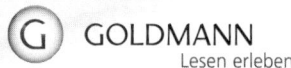

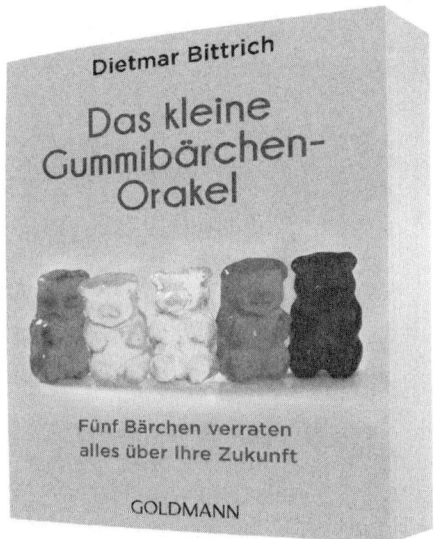
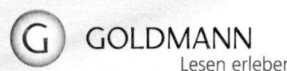